Recuperar
el Paraíso

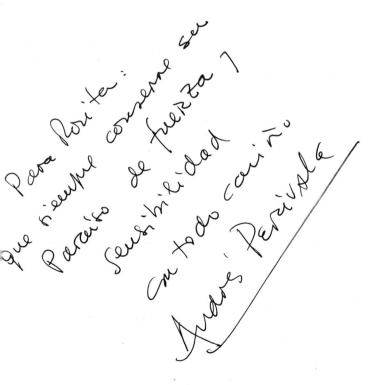

Para Rosita:
que siempre conserve ser
Paraíso de fuerza y
sensibilidad

Con todo cariño

Andrés Percivale

© Andrés Percivale
©1999. Derechos reservados por
Grupo Editorial Norma
San José 831 (1076) Buenos Aires
República Argentina
Empresa adherida a la Cámara Argentina del Libro

Primera edición: Noviembre de 1999
Segunda edición: Noviembre de 1999
Tercera edición: Diciembre de 1999

Diseño: Fabiana Di Matteo
Ilustraciones: Graciela Genovés
Foto de tapa: Alejandro Calderone
Impreso en la Argentina por Impreco Gráfica
Printed in Argentina

CC: 07564
ISBN: 987-9334-39-6

Hecho el depósito que marca la ley 11.723
Libro de edición argentina

Andrés Percivale

Recuperar el Paraíso

Técnicas sencillas para disfrutar de la vida

GRUPO
EDITORIAL
norma
INTERES GENERAL

Contenido

Contenido

*I*ntroducción

*H*ace muchos años leí una historia conmovedora:

Se trataba de un niño que iba a pasar las vacaciones a la granja de sus abuelos en el campo. El niño, acostumbrado a la gran ciudad, cuando llegó se sorprendió al descubrir que al atardecer todos se sentaban en la galería a mirar la puesta de sol. De tanto en tanto, esa paz se alteraba por la polvareda que, a lo lejos, anunciaba un auto. "Debe ser José", decía el abuelo. Y no se equivocaba, porque el auto de José era el único que pasaba, cada día, en esa dirección y a esa hora. Una tarde algo sucedió en la casa de José porque, además del suyo, una hora después vieron pasar otro auto: el del veterinario. "Parición adelantada", dijo el abuelo.

El niño disfrutaba de ese ritmo de campo, mientras jugaba con sus primos, nadaba en el arroyo, remaba, pescaba y participaba en distintas competencias. Una noche muy serena, sentados todos en la galería, vieron caer una estrella.

La abuela dijo: "Hay que pedir un deseo, que se cumplirá". Y el niño, que en la ciudad estaba siempre deseando un juguete nuevo, miró al cielo claro con la boca abierta y se dio cuenta de que no tenía nada para pedir.

No recuerdo a quién pertenece este relato, pero caló muy hondo en mí. Tanto, que pienso que cuando se es feliz no se desea nada más. Lo que sería desastroso para nuestra economía de mercado. La felicidad es un estado en el que además no hay pensamientos de reproche por lo que pasó, ni programas para el futuro. Es, en suma, un estado de plenitud, de profunda paz interior y de amor. Llega cuando la mente deja de especular y nos dejamos fluir con confianza.

La felicidad se produce al tranquilizar la "máquina de pensar", cuando nos embriaga esa sensación que brota desde adentro de nosotros, que nos integra al Universo todo y que se llama amor.

En este libro pensamos que la felicidad es el Paraíso, en donde todo era disfrutar, en donde no había enfermedades ni culpa y todo era Uno. Adán y Eva pierden el Paraíso cuando se dedican a la agricultura, cuando siembran las semillas y se sienten Creadores. Ellos depositan toda su confianza únicamente en la inteligencia y en la habilidad para modificar el entorno. Claro que vale la pena dejar el Paraíso, si eso significa crear algo nuevo en el Universo. Sólo que la desmesura se instala en ellos y la soberbia y la vanidad los llevan a la comparación permanente, al miedo, a las pérdidas, a la codicia, a la violencia, en fin, los llevan al desamor, lo que es decir a la fragmentación que representa el infierno.

Para recuperar el Paraíso es imprescindible saber unir otra vez la mente, el cuerpo y el Espíritu, una Trinidad santa en sí misma. En este libro, a veces, el punto de partida es un órgano, una emoción o un problema, que nos ayuda a encontrar el camino para que la fragmentación desaparezca. Órgano-emoción-problema se integran en una unidad que nos conduce al bienestar. Lo que proponemos es hacerlo a través de sencillos movimientos, a veces simples gestos, respiraciones, sonidos, imaginación. Estas técnicas son excelentes complementos de cualquier tratamiento médico que se esté haciendo y, en todos los casos, es importante tener la opinión de su facultativo antes de emprender estos trabajos. Cada capítulo no sólo contará con ilustraciones para aclarar dichas prácticas, sino que, además, tendrá pequeñas historias, cuentos, mitos, leyendas o simples anécdotas, cuyo objetivo es apelar a la comprensión intuitiva del contenido. Dichos textos —impresos en color violeta— son como otro pequeño libro en sí mismo y es necesario leerlos con detenimiento, ya que mueven a reflexión y a que cada uno saque sus particulares conclusiones.

"La vanidad no es compatible con la felicidad". Esa frase es un poco mi lema y se la oí al escritor Adolfo Bioy Casares. Durante un reportaje se la recordé y, poniendo en práctica el concepto sabio encerrado en ella, me respondió que no era una frase suya, sino que pertenecía a Chordelos de Laclos, el autor de Las relaciones peligrosas. Una verdadera prueba de humildad por parte de Bioy, lo que lo llevó, seguramente, a tener una vida feliz.

La vanidad, encarada como el mito de Narciso, va unida a la capacidad de simbolizar que privilegia nuestra corteza cerebral en desmedro de los otros cerebros: así como con la computadora olvidamos el lápiz, o con la calculadora olvidamos cómo se divide y se multiplica, con el lenguaje, y el enorme progreso que éste significó, se eclipsaron el cerebro de las emociones y el de los instintos.

Las emociones básicas las hemos asociado a los órganos internos correspondientes, según la sabiduría china: en el hígado se alojan la envidia y la ira.

El miedo, instalado en los riñones, abarca un abanico muy variado que va desde los pánicos y las fobias, hasta el temor a la muerte o a quedarse dormido.

La codicia propiamente dicha, ese impulso de acumular y no desprenderse de nada, tal como lo observó Freud, se instala en el intestino grueso.

Luis Pasteur, a fines del siglo pasado, al descubrir el virus de la rabia ofreció a la mentalidad mecanicista de la época la imagen que ésta necesitaba para explicar las enfermedades. La causa: un virus, un bacilo, un germen. El efecto: la enfermedad. Claude Bernard, su contemporáneo, opinaba, en cambio, que lo más importante era el campo que se le ofrecía al virus más que éste mismo y señalaba la importancia de las autodefensas. No tuvo éxito hasta un siglo después cuando se llevaron a cabo investigaciones trascendentes sobre el aparato inmunológico. Pasteur en su lecho de muerte dijo: "Claude tenía razón, el campo lo es todo". Este aspecto tan importante del funcionamiento del cuerpo lo enfocamos a través de Penélope, la tejedora esposa de Ulises.

Ya es un lugar común hablar de los efectos positivos de las plegarias sobre la salud. Todos tenemos fe, aunque a veces esté dormida. ¿Cómo despertarla? Hemos trabajado sobre algunos gestos y visualizaciones que han logrado el milagro de devolver la fe. Ocuparnos de nuestra respiración es un camino imprescindible para lograr despertar la fe. La respiración es la única función automática del cuerpo que podemos influir, alterar, modificar. Las funciones automáticas dependen del cerebro más primitivo, el cerebro reptil, y las decisiones de modificar algo dependen del cerebro más moderno: la corteza cerebral. De manera que a través de la respiración fácilmente se unen los tres cerebros: el reptil, el emocional o medio y la corteza cerebral.

Los sabios yoguis siempre dijeron que para encontrar el alma, la dicha, la felicidad, era necesario atravesar distintos cuerpos o envolturas (*koshas*, en sánscrito). Pensamos que se pueden atravesar esas envolturas y unirlas cuando respiramos con conciencia y encontramos nuestro ritmo.

Fue en el monasterio trapense de Azul donde comprobé los efectos altamente espirituales de ritmar nuestra vida cotidiana.

En nuestros cerebros traemos impresos códigos morales muy nítidos que compartimos con algunos animales evolucionados que viven en comunidad: llegar a traspasar el cerebro más antiguo es llegar a un lugar del que nada se puede decir, porque es inefable. Experimentarlo produce el mayor gozo. Es encontrar a Dios dentro de nosotros y, por añadidura, refrescar esos códigos morales tan olvidados por el progreso.

En la *Biblia*, Dios desconfía del progreso, si bien no lo condena: lo toma con pinzas. Abel le lleva un becerro como ofrenda porque sigue siendo recolector, un hombre simple que continúa viviendo en el Paraíso. Caín, en cambio, orgullosamente, claro está, le ofrece las mieses "creadas" por su técnica revolucionaria. El progreso puede llevar a la desmesura, a la soberbia, al egocentrismo y a la violencia. Dios, sin embargo, no condena por completo a Caín. Al contrario, le hace una marca para que nadie le haga daño, pero también para que todos sepan el peligro que encierra. Éste es el de la fragmentación: Caín desprecia a Abel y a su antiguo método de ser feliz y sobrevivir. Lo separa, lo segrega. No lo tolera. Ésa es tal vez la misma actitud que la ciencia moderna ha tenido hacia las antiguas y primitivas formas de ver la vida y la muerte. Por suerte esta concepción ya está siendo transformada para bien.

Por último, una experiencia propia, vivida cuando viajé a la India con mi maestra Mátaji Indra Devi, sirve para cerrar este libro, con el que pretendo aportar, modestamente, algunos caminos para disfrutar mejor de la vida. Pero, desde ya, les anticipo que la felicidad sólo se obtiene cuando uno se conoce a sí mismo.

La sabiduría

A tres sabios y un poeta,
el rey en su potestad,
llamó para preguntarles
lo que es la felicidad.

Porque con tino excelente
dicho monarca creía
que en saberlo está el secreto
de toda sabiduría.

El mago de Babilonia
que era el más profundo a fe,
contestó sencillamente:
—No sé.

El brahmán de Taprobana
que era, por cierto, el más grave,
respondió modestamente:
—Quién sabe...

El parsi de Samarcanda
con certeza un poco triste,
sentenció plácidamente:
—No existe.

Cuando el cortés soberano
al poeta interrogó,
el poeta, simplemente,
no le oyó.

Pues, hambriento y miserable,
pero dichoso en su ley,
suspiraba distraído
mirando a la hija del rey.

Leopoldo Lugones

CAPÍTULO 1

Dios, Paraíso y después...

Adán no sabía qué hacer para no hastiarse en el Paraíso. Entonces, Él —Dios—, le creó una tarea para interesarlo, que consistía en nombrar todo lo que lo rodeaba.

Le regaló las letras: muchas consonantes y cinco vocales, como los cinco elementos[1]. Le dijo:

—Aquí tienes la "e", que resuena en la garganta y es el fuego que transforma; la "i", irritante y aguda como el aire; la "o", con sonoridad de tierra firme y segura; la "u", con profundidad de agua y la "a", que vibra como la trama que engarza y une a todo y a todos.

Adán se entretuvo de esta manera un largo tramo de la eternidad del Paraíso. Pero cuando terminó de bautizar a los árboles, a los animales y a las piedras le ocurrió algo extraño. Ahora, cuando recordaba al álamo, oía cinco

---

[1] En Oriente los cinco elementos son los cuatro occidentales más un aglutinante llamado Ákasha, muchas veces traducido como éter. Así quedarían: Fuego, Aire, Agua, Tierra y Ákasha.

sonidos: las dos "aes" de alto, la "l" de largo, la "m" de movimiento, la "o" de orgulloso. En cambio antes, cuando lo recordaba, sentía su sombra, su perfume que indicaba primavera o invierno, los gorriones en sus ramas y el río al lado, corriendo entre las piedras. Ahora, cuando evocaba ovejas sólo eran vocales y consonantes y antes eran los juegos, las carreras por el monte, darles de comer en la boca y reírse cuando tropezaban. Se dio cuenta de que la palabra "agua" no calmaba la sed, que la mejor receta de cocina no reemplazaba a un sabroso manjar. Se sentía poderoso al poder dar nombres a las cosas, pero tenía una incómoda pesadumbre porque ya no eran minerales los minerales, sino que los cuarzos se habían distanciado de los granitos y los animales ya no eran simplemente animales, sino que los gatos habían comprendido que no eran ni garzas, ni perros, ni siquiera tigres.

—Me siento como alguien poderoso que nombra a sus empleados. Pero hay algo de incierto, de poca verdad en todo esto. A este acto lo voy a llamar *nombra* y *miento*: nombramiento.

Luego de esto Adán se sumió en cierta melancolía que lo llevaba a mirar el sol en el ocaso mientras hacía sonar un palito sobre el caparazón de una tortuga que, al ritmo del golpe, sacaba y entraba su cabecita. Adán sentía esa nostalgia que provoca la muerte del sol. ¡Qué curioso! Sentir nostalgia por algo que no se conoce.

Él —Dios— preocupado cavilaba. Entonces convocó a los ángeles y para darle la alegría de un homenaje les ordenó postrarse a los pies de Adán. Éste había advertido, entre todas los seres angelicales, al más bello. Su nombre —pensó, porque ya había adquirido la manía de nombrar y bautizar todo lo nuevo que veía— debería ser uno que reflejara su luminosidad. Le pondremos Lucifer. Y justamente fue éste, el más bello de los ángeles, que amaba a Dios por encima de todo, el que se negó a inclinarse ante ese cuerpo torpe con dedos, nariz, sexo y nalgas.

—Si me amas —le dijo Dios—, debes amarlo y reverenciarlo, porque Yo y Adán somos tú mismo. En todo caso debes amar lo que los tres tenemos en común.

—Perdóname, yo nunca tendré nada en común con este baboso y balbuceante adefesio —respondió Lucifer con aire de mejor alumno, más enamorado de sí mismo que del Maestro.

Y Él lo castigó enviándolo al Averno.

Adán se quedó mirando las refulgentes alas de Lucifer, que se alejaba, mientras se decía: ¡Ah! Entonces hay otros sitios para visitar y recorrer. Le diré a Él si puedo ir a ponerles nombres a los que allí seguramente habitan. Y se quedó dormido. Al despertar de esa siesta que duró otra eternidad se encontró con una compañera, con la que se entretuvo bastante.

Dios estaba de mal humor la tarde en que Adán le pidió que lo bautizara. Y en medio de su humor pésimo, Dios le empezó a decir: "Nada, nada, nada, nada, nada". Y de ahí salió Adán. Cuando luego Él se arrepintió de su sutil maldad, sostuvo que lo contrario de "Nada", o sea Adán, lo era todo. Adán se sintió satisfecho con la explicación y corrió a bautizar a su compañera. Ella era graciosa, cantaba como un pájaro, pero era exactamente lo contrario en lo que se refiere al vuelo. Era incapaz de abandonar la tierra. Siguiendo el recurso de Dios pensó en "Pájaro" y en "Orajap". Pero le pareció un nombre largo y trabajoso para la lengua. Entonces pensó en "Ave" y la nombró "Eva".

Adán estaba muy contento con su propio nombre y corría y saltaba gritándolo, masticándolo, susurrándolo, nasalizando la "n" final, exagerando las vocales, eliminando alguna: ADN. Pero cuando este juego terminó, volvió a sumirse en esa lánguida postura de perro mirando el horizonte. Tal vez —pensó—, cuando Él me evoque, oiga solamente letras en lugar de reírse de mis juegos, en lugar de sentir mi presencia cálida, de ver mis ojos radiantes de felicidad al mirarlo.

La serpiente, el animal más astuto del lugar, en quien Dios se había inspirado para diseñar la célebre columna vertebral, observaba intrigada a Adán, que se entretenía haciendo un caballito de barro con un cuerno en la frente para darle categoría de animal fuerte. Lo llamaré único-cornio —pensó Adán, al que ese gesto de perfeccionar la realidad, esa creatividad, le producía la intensa emoción del artista de vanguardia desafiando lo establecido, a la autoridad. La serpiente tomó esto muy en cuenta, porque Dios le había encomendado una tarea muy difícil y delicada. Había en medio del Paraíso un árbol del conocimiento del bien y del mal, del alto y el bajo, del blanco y el negro, de lo lindo y lo feo, que, para simplificar, llamaban el árbol de los adjetivos calificativos. Dios les había prohibido a Adán y a Eva que comieran de sus frutos. Y a la serpiente le había encargado que los indujera a desobedecer. Realmente era lo único que quedaba por hacer para terminar con el aburrimiento feroz de Adán y también con el de Eva. La serpiente, que al principio se había negado, luego reflexionó: "Esto marcará una tendencia. Para eliminar el aburrimiento se harán guerras, jardines, arroz a la valenciana, cruzadas, beneficencia, arte, dinero, amor, aberraciones, conversaciones llenas de chismes, poesía, investigaciones, espeleología, montañismo, clonaciones, etcétera, etcétera, etcétera".

Entonces la serpiente desplegó todo su talento a fin de encontrar el camino para seducir al inocente y convencerlo para que hiciera lo que no quería hacer. Fue en ese momento que acuñó la frase publicitaria definitiva: "Seréis como Dios". Y Eva probó el fruto y asimismo lo hizo Adán.

El alma sufrió un desmayo; la capacidad de discernir disminuyó; sobrevino un letargo emocional, el Ego se apoderó de la mente y ocupó la escena central.

Adán y Eva deberían haber contestado a la serpiente: "Por qué ser como Dios si somos Dios. ¡Está dentro nuestro, somos su imagen y semejanza!". Pero no. Se dejaron tentar, abrieron los ojos y vieron. Vieron que el Paraíso era un desierto, una tierra yerma, un baldío. Un espacio en libertad.

¿Dónde estaban los arbustos de hojas y lapislázulis y los árboles de frutos de cornalina? ¿Qué se había hecho de las cepas de rubíes y cuarzos, de las flores que se convertían en pájaros de nácar y de las mariposas que brotaban de las hojas de ginkgobiloba? Ya las gacelas no estaban junto a las bestias bebiendo de un abrevadero común. Ahora, Adán y Eva estiraban la mano y no recogían nada. Desde ese momento y para siempre deberían producirlo: cavar los surcos, depositar las semillas, esperar la lluvia, maldecir con los malos tiempos y recordar el Paraíso cuando las cosechas fueran ricas. Es decir, había empezado el progreso.

Adán y Eva abrieron los ojos y empezaron a buscar. ¿Qué buscaban? Querían espejos para reconocerse, para saber quiénes eran, cómo estaban, qué necesitaban. Por primera vez, al no estar acompañados interiormente por Dios, se sintieron desvalidos y conocieron la soledad.

Se miraron al espejo. Y Eva, superado el dramático impacto de la sorpresa, pensó: "me queda bien este color de cabello", pero inmediatamente se comparó con una gacela y resolvió que podía probar otro tono y también que debía adelgazar. Aunque no tanto como para tener un cuello tan ridículo como el de la jirafa que, desde su altura, parecía ignorarla olímpicamente. Eva, irritada por tal desdén, exclamó: "Soy una persona, una señora. Y a una se-ño-ra no se la trata así". De este modo, definitivamente desvinculada de la naturaleza, Eva inventó un sentimiento nuevo: sentirse ofendida.

Adán, superados los primeros minutos de admiración por sus ojos y sus bíceps, comenzó a dudar:

—¡No está bien que esté desnudo! ¿O sí? Ese perro está desnudo, pero bueno... es un perro; no se puede comparar una cosa con otra.

El perro por primera vez lo miró como a un extraño y al querer interrogarlo sobre lo que estaba pasando sólo pudo ladrar, lo que hizo que Adán inventara el susto:

—Callate, perro bobo.

Y el perro lo miró con ojos tristes e inauguró la pena.

Adán, sin percatarse demasiado de lo sucedido, se observó la panza y aseguró:

—El lunes empiezo la gimnasia.

—Imposible —rugió Dios enojado—. El lunes deberás trabajar y ganarte el pan con el sudor de tu frente. Y a ti, Eva, te multiplicaré en gran manera los sufrimientos de tus preñeces, con dolor darás a luz los hijos.

Al escuchar tamaño castigo, Adán no pudo menos que excusarse:

—La mujer que me diste como compañera me dio el fruto del árbol y yo comí...

Y al oír la acusación, Eva tampoco se quedó callada:

—La serpiente me engañó y comí.

De esa manera, ambos descubrieron la célebre rutina provocada por el estrés de echarle la culpa al otro.

Como Adán y Eva estaban desnudos, Jehová les hizo unas túnicas de pieles y después los echó del huerto del Edén, a fin de que no comieran del árbol de la eterna juventud.

—¿Por dónde se sale del Paraíso? —preguntó Adán.

Y la serpiente respondió:

—Sigan esa flecha y ese cartel que dice ÉXITo.

Así fue cómo, comandado por el EGO, el ser humano empezó a tener un espejo siempre a mano y a juzgar a todo y a todos, parodiando lo que le había sucedido con Dios: castigos, premios, recompensas, castigos, premios, etc., etcétera. Y por las noches, a solas, volver la mirada hacia sí mismo para juzgarse más y más: para bien (excesivo) o para mal (también siempre excesivo).

Este libro pretende ayudar a que Adán y Eva recuperen el Paraíso, es decir, ese estado o condición de libertad primigenia, y que vuelvan a ser felices. Pero, como no tengo mucha confianza en las palabras ni en los conceptos, intentaré que los problemas se resuelvan a través de trabajos corporales. La serpiente puede ser interpretada como la cultura que nos rodea, llena de tentaciones, de habilidosos halagos que nos llevan a comprar lo que no deseamos y a confundir el mapa con el territorio. O, también, la serpiente puede ser esa parte de la mente que desea encontrar soluciones en una píldora, en un gurú, en una estampita y no quiere hacerse cargo de la realidad. Es decir, no quiere aceptar que las soluciones son siempre el resultado del trabajo y la paciencia.

PRÁCTICA

♦ Salga a caminar como quien dice "voy a estirar las piernas";

♦ imagine que lleva en la mano una flor, con un perfume muy rico. Cada tanto huela la flor.

♦ Para oler la flor hay que inhalar muy suavemente. Observe cómo el aroma entra en su cerebro. Usted sabe que la flor es el sexo de la planta y que los perfumes tienen una energía poderosa. Dentro de su cabeza hay glándulas que necesitan nutrirse. Para que el aire ingrese en la vía que conduce al cerebro es preciso inhalar con mucha sutileza, muy suavemente y sin hacer ruido.

◆ Ahora utilice los pasos para encontrar su ritmo respiratorio. Empiece probando con:

4 pasos: inhale;

4 pasos: retenga;

6 pasos o más: exhale.

La exhalación debe ser más larga que la inhalación para expulsar bien las toxinas. Al inhalar el oxígeno, se limpia la sangre que llega sucia por las venas. Al exhalar descargamos la suciedad de esa sangre.

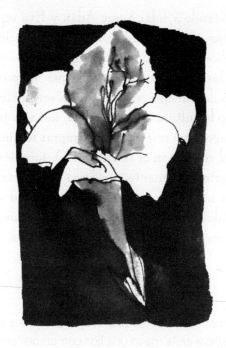

VENTAJAS

La caminata provoca que nuestro organismo segregue, entre otras, una sustancia llamada dopamina, que se relaciona con el movimiento y que activa la creatividad y la fantasía, despeja la mente, ahuyenta los miedos y la depresión y proporciona sensación de felicidad.

◆ Sentado, tome un reloj con segundero. Obsérvelo bien. Concéntrese en la aguja que marca los segundos, de modo que no haya ningún pensamiento en su mente. Sólo está usted viendo la aguja y los detalles del reloj. Observe cuántos segundos puede estar así con la mente en blanco. Cuando surja un pensamiento no se enoje, sonría. Perciba cómo su mente no puede estar sin protagonismo. Vuelva a insistir con el ejercicio. Comprobará que con el entrenamiento el tiempo de descanso de su mente es cada vez mayor. Observe si su mente lo interrumpe con el mismo tipo de pensamiento. A la vez notará que en caso de que los pensamientos que lo interrumpen sean de la misma clase (miedo, ira, envidia, ansiedad, etc.) le estarán indicando la emoción básica de fondo de ese momento de su vida. Todos son caminos de autoconocimiento. "Conócete a ti mismo", para convertirte en quien eres.

CAPÍTULO 2

El piano es el cuerpo. El sonido es el espíritu

Nos pasamos toda la vida añorando el Paraíso, pero ¿qué es el Paraíso?

"Paraíso" es una palabra persa que aparece 3000 años a. de C. en la epopeya *Gilgamesh*, donde ya se lo perdía. Lo que se perdía era la posibilidad que tenía el ser humano de vivir en armonía consigo mismo y con su entorno. Lo que aparecía entonces era la capacidad de pensar en uno mismo y la idea de la culpa. El Paraíso del *Gilgamesh* estaba ubicado en el Golfo Pérsico y en él se podían encontrar las transiciones del reino mineral al vegetal, de éste, al animal y de éste, al humano. En él había árboles de piedras preciosas, plantas de la eterna juventud, centauros y sirenas y, sobre todo, abundancia de comida. En el Paraíso también había un árbol cuyos frutos eran de cornalina y cuya contemplación era curativa.

Algo similar encontramos en el poeta griego Hesíodo cuando en *Los Trabajos y los Días* se refiere a la Edad de Oro:

Y vivían como dioses,
con el alma despreocupada,
sin trabajo y sin congoja. Hasta ignoraban las aflicciones
de la vejez; con manos y pies siempre iguales,
disfrutaban de los festines, libres de toda enfermedad,
ricos en ganado y amados por los dioses beatos;
y morían como si se adormecieran. Tenían de todo;
la tierra, producía alimento y les entregaba sus frutos
múltiples e innumerables sin exigir esfuerzos;
a voluntad obraban tranquilamente, en la abundancia de bienes.

Pero, en realidad, el Paraíso no es un lugar sino un estado en el
que el cuerpo, la mente y el espíritu están unidos de manera armó-
nica, integrados en un todo con la naturaleza y trabajando sinérgi-
camente para gozar la vida. Tan unidos como el piano y el sonido.
Porque, ¿para qué puede servir un piano si no es para dejar oír sonidos? Y ¿de qué manera se puede hacer música de piano si no es
con un piano? Piano y sonido, cuerpo y espíritu. Ambos están unidos, desde siempre van juntos. Carecen de sentido, o no existen, el
uno sin el otro. Ahora bien: para que el objeto piano cobre vida a
través del sonido, debe estar en buenas condiciones. Debe ser sólido, fuerte, con teclas bien articuladas, con cuerdas flexibles y
afinadas: ni flojas ni tensas. No debe tener cerrojos oxidados, ni
madera apolillada. Patas firmes, tapa abierta. El piano es el vehículo del sonido, como el cuerpo es el vehículo para el espíritu.
Gracias a este cuerpo, a este piano bien cuidado, el sonido será
claro, nítido, rico en matices. De manera que el cuerpo y el espíritu están bien unidos, en forma total e indisoluble. Pero en toda
historia hay un triángulo. Siempre hay un tercero que aparece y
en este caso es el Intérprete. Es el que con sus dedos arranca esos
sonidos que nos transportan al cielo y el que completa la trinidad

en una integración más rica. El intérprete es quien sabe cómo combinar los mecanismos para que el sonido, al unirse con otros sonidos, produzca felicidad. El intérprete, que sabe si la música debe ser triste, alegre, lenta o movida, que sabe si debe tocar con más brío o más despacio, si debe hacer silencios más cortos o más largos.

Sin embargo, el intérprete a veces toca bien y otras veces, mal. A veces produce sonidos maravillosos y, otras veces, desafinados; o no encuentra el buen tono o golpea con tanta fuerza que el piano enmudece. Un día, el intérprete decide ocupar el centro total. Desprecia al piano y al sonido. Los descalifica. Piensa: "El piano soy yo, sin mí no es nada. Y el sonido depende de mi arte y de mi técnica. El sonido es nada". Se deja absorber por la omnipotencia hasta el punto en que sus arrebatos gestuales, sus dedos dibujando arabescos en el aire y el cabello, que le baila en cascada sobre la frente, pasan a ser lo único. ¡Pobre intérprete! En su intimidad sabe que debe cuidar su instrumento y que sin partituras se sentiría perdido. Aparecen los conflictos. Se produce la fragmentación. Después de haberse deleitado con los aplausos, una vez a solas se reprocha su vanidad y se siente bajo e inútil. Pierde la paz. Lo abandona el amor. Se debilitan sus fuerzas. Como Eva empieza a buscar el reconocimiento en las comparaciones, con una gacela por ejemplo, como Adán se compara con un perro y se siente superior. Eva decide qué color de cabello la haría lucir mejor. Mejor, ¿que quién? Adán quiere ropas para tapar su abdomen vergonzoso. ¿Por qué vergonzoso? ¿Quién decidió la culpabilidad por tener un abdomen prominente? Mejor, peor. Comparar, juzgar. Esa fragmentación, esa censura, ese deseo de ser apreciado y considerar cualquier crítica como una humillación, la produce el intérprete, la serpiente del Paraíso. Se llama Ego o autoimagen.

Cuando el piano y el intérprete están equilibrados, el sonido puro y bello se encuentra enseguida. Ya no se sabe si el piano es el sonido o el intérprete y viceversa, porque son Uno. Igual que Adán y Eva en el Paraíso. Cuando eran uno con lo que los rodeaba; cuando vivían la alegría de la parición de las liebres y agonizaban con el invierno; cuando celebraban alborozados la salida del sol y contemplaban el milagro de un jazmín sin saber qué era un milagro.

Esto fue antes del lenguaje, cuando no había signos ni símbolos para simplificar la vida. Cuando no era necesario simplificarla porque no había apuro. ¿Para qué apurarse? Para ahorrar tiempo. Y luego, ¿qué se hace con el tiempo ahorrado? Se lo mata. Se mata el tiempo. Como leemos en *El Principito* de Antoine de Saint Exupéry:

"—Buenos días —dijo el principito.

—Buenos días —dijo el mercader.

Era un mercader de píldoras perfeccionadas que aplacan la sed. Se toma una por semana y no se siente más la necesidad de beber.

—¿Por qué vendes eso? —dijo el principito.

—Es una gran economía de tiempo —dijo el mercader—. Los expertos han hecho cálculos. Se ahorran cincuenta y tres minutos por semana.

—Y, ¿qué se hace con esos cincuenta y tres minutos?

—Se hace lo que se quiere...

'Yo, se dijo el principito, si tuviera cincuenta y tres minutos para gastar, caminaría muy suavemente hacia una fuente..."

El tiempo es algo desconocido en el Paraíso, porque el tiempo aparece con la agricultura, cuando hay que hacer calendarios para la siembra, la cosecha, para conocer cuándo las aguas son más caudalosas y cuándo se seca el río. El descubrimiento de la agricultura es, en verdad, el desarrollo y el progreso más significativo del mundo. Gracias a la agricultura el hombre se asienta, funda familias, ciudades y extiende la especie. Hay otros cambios en la historia de la vida humana, pero la agricultura es tal vez el más importante y es un paso decisivo. Ni los animales ni el hombre recolector y cazador conocen el tiempo y por lo tanto no saben que van a morir. Pero nosotros, los exiliados del Paraíso, los exiliados de la libertad y del espíritu conocemos el tiempo y sabemos que nacemos para morir. La muerte es lo único seguro de la vida. Empezamos a morir desde el momento en que nacemos. Unos mueren antes, otros después. Lo único que nos queda por hacer es gozar la vida. El arte de vivir consiste en poner límites a la mente; no acotar más de lo necesario; no acumular más de lo imprescindible; no pecar ni ser virtuosos más de lo que nuestros cuerpos requieren. Y sobre todo, como sugiere el hexagrama 60 del *I Ching*, saber poner límite a los límites, para que este exilio del Paraíso sea lo más dulce posible.

Mientras un Gurú bajaba de la montaña se encontró con un hombre muy piadoso que estaba rezando su mantra sin parar. Al ver al Gurú, el hombre se inclinó y le preguntó:

—Oh, Gran Maestro, dime, ¿cuántas reencarnaciones me faltan para liberarme?

El Gurú lo miró y le respondió:

—Hijo mío, te faltan veinte reencarnaciones.

—¡Gracias Maestro! —dijo el hombre y rápidamente volvió a rezar su mantra.

El Gurú continuó bajando la montaña y halló otro piadoso que estaba debajo de un árbol meditando y rezando. Al verlo, el hombre le preguntó:

—Gran Maestro, ¿cuántas reencarnaciones me faltan para alcanzar la liberación?

Después de observarlo, el Gurú dijo:

—Bueno, creo que unas cincuenta reencarnaciones.

El piadoso le agradeció y se puso a rezar fervorosamente.

El gurú continuó su descenso y se encontró con otro piadoso, que estaba en una reunión con amigos. Comían ricos manjares, bebían buen vino, tocaban la lira. Al verlo, el piadoso también le preguntó:

—Ay, Gran Maestro, ¿cuántas reencarnaciones me faltan para alcanzar la liberación?

El Maestro lo miró con severidad y le dijo:

—Yo creo que te faltan alrededor de quinientas reencarnaciones.

El piadoso abrió sus brazos y exclamó con alegría:

—¡Iuuuju!

La vida se goza en la integración piano, intérprete y sonido. Lo bueno es que la integración existe desde siempre; la fragmentación es posterior. Por eso es tan sencillo recuperarla, porque es algo que nos acompaña permanentemente. Para que el intérprete vuelva a su justo lugar no hay que darle importancia, porque si no es peor. Yo propongo trabajar desde lo que tenemos, que es el piano, o sea, el cuerpo, para recuperar la armonía de la música. Es muy difícil calmar la mente empleando la mente. Se hace tan difícil como querer apagar el fuego con el fuego o arreglar una herramienta con la misma herramienta. En cambio, al emplear sencillas técnicas corporales se consiguen transformaciones realmente asombrosas. Son trabajos fáciles, simples, que nos devolverán al Paraíso. Pero nuestra mente, el intérprete, es tan juguetona que enseguida sembrará las dudas: "¿Cómo sabré que estoy en el Paraíso?" "Nunca lo voy a lograr" o "¿Se tarda mucho?".

Para saber que estamos en el Paraíso nos basta con reconocerlo, porque todos lo hemos visitado. No deje que se lo describan como algo inalcanzable o inexistente. Usted estuvo allí: en el vientre materno, alguna vez que se enamoró o cuando ayudó a alguien. No es otra cosa. Es un estado maravilloso de paz y amor. Pero para comenzar es preciso que tenga pensamientos positivos. Nunca diga nunca, ni que no podrá lograrlo. Tenga confianza. Y más aún, trate de rodearse de personas que sintonicen su onda, gente positiva. No hable de estas cosas con nadie, pues muchas veces, incluso de buena fe aunque otras no tanto, un amigo descalifica su expectativa e instala en su mente (en su intérprete, ¿dónde si no?) el desánimo y el escepticismo. Porque se tarda en llegar. Por lo general, se demora bastante. Pero, ¿tiene alguna otra cosa que hacer?

A mí me ha dado un resultado eficaz. Sólo espero que a usted también.

PRÁCTICA

Los ejercicios que proponemos a continuación van a lograr que usted tranquilice la "máquina de pensar" y comience el camino de conocer y de integrarse con su propio cuerpo.

◆ Acuéstese en el suelo. Flexione las rodillas y tome la punta de los dedos de los pies, por dentro de las piernas;
◆ estire la pierna derecha sin hacer fuerza. Compruebe hasta dónde se estira;
◆ estire la pierna izquierda del mismo modo. Sienta hasta dónde llega. Observe las tensiones; repita.
◆ Ahora, siéntese con las piernas extendidas; apoye las manos en las rodillas, deje caer la cabeza hacia adelante. Inhale y exhale varias veces;
◆ eleve apenas la rodilla derecha, apoyando el pie en el suelo. Masajee la parte posterior de la pierna empezando por la pantorrilla. Vaya explorando hacia arriba las áreas sensibles. Aflójelas mediante el masaje.

Siga hasta llegar al hueco que hay detrás de la rodilla. Distienda esa zona masajeando los tendones que allí se perciben;

* apoye ambas rodillas en el piso. ¿Cuál se apoya mejor? ¿Qué pierna está más larga?

* estire los brazos hacia adelante. ¿Cuál es más largo?

* repita la secuencia con la pierna izquierda;

* acuéstese en el suelo. Vuelva a tomar la punta de sus pies como al principio. ¿Llega a tomarse la punta de los pies mejor que antes? ¿Sus piernas están más flexibles?

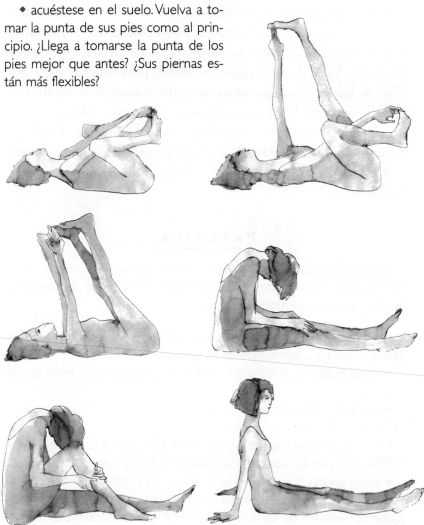

Ahora vamos a hacer un trabajo para sentir cómo las energías fluyen por las manos:

◆ Masajee las manos como si las estuviera enjuagando;

◆ estire cada dedo hacia afuera, hacia arriba, hacia abajo; presione las puntas de cada dedo y suelte;

◆ presione las uñas y las yemas de cada dedo;

◆ con el brazo estirado empuje una mano con la otra hacia atrás:

◆ masajee la base del pulgar y el centro de la palma;

◆ aplauda con los dorsos de las manos;

◆ golpetee el canto de una mano contra el de la otra;

◆ golpetee las muñecas;

◆ apriete el punto entre el índice y el pulgar de cada mano;

◆ luego deje las manos como colgadas en el aire;

◆ sienta. Habitualmente se siente un cosquilleo que provoca una sensación de descanso mental inmediato. Las manos están muy representadas en el cerebro. Tal vez por esa conexión tan intensa, la sensación que se produce es sumamente placentera.

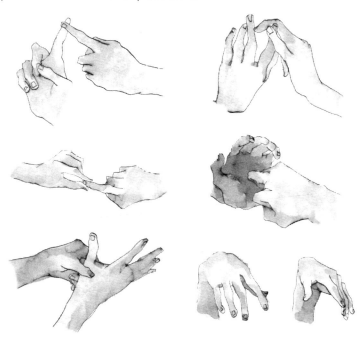

Para los orientales respirar bien es un arte y una ciencia. Basta recordar que se puede vivir semanas sin comer, días sin beber, pero sin respirar la vida se acaba en minutos.

Algunos consejos para respirar bien:

- Inhale, retenga y exhale silenciosamente por la nariz.
- Encuentre su ritmo y manténgalo.
- Observe a los bebés cuando descansan. Al respirar no mueven el pecho y, en cambio, mueven la pancita en silencio.

RESPIRACIÓN PROFUNDA

- Acuéstese. Ponga una mano sobre el abdomen. Inhale. Sienta que el abdomen "sale" y empuja la mano hacia el techo;
- retenga;
- exhale lentamente, sin miedo, hundiendo la panza. Repita varias veces, sin cansarse.
- Luego, inhale pensando la sílaba "SO";
- exhale pensando la sílaba "HAM".
- El sonido SO - HAM, que quiere decir YO SOY, nos ayuda a interiorizarnos más y más y, a la vez, hace que se corten los pensamientos.

VENTAJAS

Mejora la concentración, la memoria, la percepción y demás facultades mentales. Masajea y estimula órganos y glándulas y mejora la digestión, el metabolismo y la eliminación. Favorece la secreción de hormonas vitales. Ayuda a conciliar el sueño y a vivir plenamente las emociones y nos permite controlarnos en los excesos. Beneficia el aparato circulatorio y el corazón.

CAPÍTULO 3

Ego, que me hiciste mal y, sin embargo, te quiero

Narciso era un muchacho tan bello que Tiresias, el vidente ciego, predijo que era imprescindible que jamás se contemplara a sí mismo si quería llegar a viejo. La madre retiró todos los espejos, pero no pudo retirar sus ojos. Cada vez que Narciso miraba a su madre percibía la vibración de arrobamiento en el rostro de ella cuando había gente delante. Al estar a solas muchas veces la mujer, diciendo que la había hecho quedar mal, lo castigaba duramente. De manera que Narciso se dedicó a cosechar elogios para silenciar la ira de su madre y ponerla contenta.

Una Ninfa se enamoró de él. Se llamaba Eco, porque la diosa Hera, enojada, le había impuesto un castigo curioso: no podía articular palabra, solamente podía repetir las últimas tres sílabas de quien le hablaba. Narciso nunca le habló. Si alguna vez le hubiera dicho "yo no te amo", ella finalmente le hubiera podido decir: "Te amo". Triste y desesperada, Eco se dejó marchitar y murió.

Narciso no era muy afecto a hablar, pues poseía una voz nasal, muy hueca y además tenía muy poco para decir. Tampoco le hacía falta, puesto que con exhibirse era suficiente. Poco a poco, Narciso se iba pareciendo a un muñeco de cera, a un maniquí: bello, sin corazón, callado y hueco. La falta de sentimientos le hacía sentir que la vida era muy cansadora y sostener esa máscara de seducción todo el tiempo en verdad lo era. Empezó a rechazar a sus admiradores, hombres y mujeres y, secretamente, también a sí mismo. Para poder soportar esta situación Narciso se dedicó a sustituir la falta de emociones con juegos peligrosos: se tiraba de puentes altísimos atado a una soga, para sentir cómo rebotaba en el aire o montado en una tabla se lanzaba pendiente abajo en la montaña nevada...

El peligro le producía un estremecimiento que le hacía sentir su cuerpo y lo hacía sentir vivo. Escuchaba música a todo volumen hasta ensordecer; toda velocidad le era poca; le gustaba salir a robar por las noches y en alguna emboscada decidir sobre la vida y la muerte del asaltado. Esa sensación de poderío era inmensa, en especial cuando acariciando la campera de cuero robada al muerto se decía: "Soy como Dios". Esto le proporcionaba un placer muy grande. Placer, eso era lo que buscaba, porque ya no podía disfrutar de nada. Parecía mentira: alguien tan estético como él, vivía anestesiado[1]. Empezó a drogarse: la droga le daba todo lo que Narciso deseaba aún sin conocer. Eso no era todo. Cuando el efecto de la droga bajaba, el dolor que le producía era una síntesis de todos los dolores humanos que él no había enfrentado. El dolor del abandono materno, de la humillación de los poderosos, de la injusticia, del abuso, de la impotencia frente a la corrupción, frente a las guerras, frente a los políticos. En ese dolor inasible,

---

1 Estético, del griego, aisthánomai=sentir. Anestesia, del griego, á=sin; aísthesis=sentimiento.

que él no podía enfocar, de repente se concentraban todos. Como si esos dolores se convirtieran en un toro y Narciso fuera el torero. No tenía ni dudas ni sospechas ni inquietudes. Todos los dolores del mundo eran ese toro que estaba delante de él, dentro de él, con forma, causa e identidad. Ese lacerante dolor de la abstinencia tenía una característica importantísima: él sabía cómo matarlo. Tenía control sobre ese toro del dolor, y sabía cómo sacarlo de escena: con la siguiente dosis. Ya la abstinencia se había convertido en parte del juego y le era tan necesaria como la droga misma. De nuevo ese placer lo reanimaba, es decir, le hacía sentir el simulacro del alma y el simulacro de ser él mismo creyendo que adormecía su Ego y que se ponía en contacto con su Yo. Pero no era real.

Una tarde en que caminaba por un bosque se asomó a un estanque para sacar un pez de hermosos colores. En el fondo del agua vio a un joven bellísimo. Nunca se supo si se reconoció, o creyó que era otro que lo desafiaba en belleza, o si simplemente se asomó demasiado: lo cierto es que se hundió definitivamente en las aguas. El agua, símbolo de la madre que lo usó para que la elogiaran a ella. El agua, la misma que se usa en los bautismos cristianos, que borra el pecado original de la soberbia. El agua, que calma la sed en el desierto. Narciso quiso recuperar el estado fetal que nunca había abandonado. Algunas versiones cuentan que junto al lago nació una flor, el Narciso, que tiene propiedades narcóticas.

Al nacer, el bebé es un paquete de energías: las que obtiene de la leche materna, las que le da el aire que respira, y las que hereda de sus ancestros, que se alojan, según la tradición china, en los riñones. El bebé recién nacido sigue estando en el Paraíso. Ni más, ni menos. Luego comienza la educación. Es la primera palabra la que le enseñará la diferencia entre papá y mamá; luego verá que un perro es un perro, y que el sonajero no forma parte de sí mismo sino que es un juguete. Esto es un juguete, esto no es un juguete y el bebé quiere su juguete. El preferido, que es diferente de entre todos los juguetes. No sabe todavía que si su familia descansa el sábado no es igual a la que descansa el domingo. No sabe que si para ellos esto es un "árbol", eso los diferencia de otros para quienes esto es un "tree", un "albero", un "baum". Ha comenzado la fragmentación, y se van elaborando las credenciales que configurarán la persona que es. ¿Quién es? Es tal sexo, tal nacionalidad, tal edad, tal profesión... Pierde el Paraíso. Olvida que sus huesos se parecen a las ramas del árbol, que sus uñas son como caracoles, que comprende al río porque fluye igual que su sangre. En realidad, concentra su atención en lo único que lo hace sentir diferente: su mente, su inteligencia. Este es el instrumento poderoso gracias al cual suma, resta, elabora estrategias, compara su casa con la del vecino, su estatura con la de otros, la belleza de su césped con el horrible pasto de al lado. Su mente, que es heredera directa de aquella serpiente que sigue repitiéndole: "serás como Dios", poco a poco se convierte sencillamente en TODO. Descifra, prevé, miente, se defiende, está alerta y, sobre todo, se siente única. Gracias a ella decide cómo será su cuerpo o qué pasos debe dar para conquistar al Gran Amor que más conviene. Es su mente la que lo hace sentir ofendido si alguien no lo invita a una fiesta. Y si está de buen humor le da razones por las cuales no fue invitado: tienen un comedor pequeño; no hay suficientes platos; no va gente de su nivel. Nunca, pero nunca, se le ocurrirá simplemente pensar que no lo invitan porque no se les da la gana. Si está de mal humor también le dará explicaciones, pero de otro tenor: no es adecuado; se comporta pésimo en la mesa; lo odian; es una basura. La mente se alimenta de imágenes y no de la realidad, por eso nunca da en la tecla. Se nutre de lo que representan las cosas y no de las cosas en sí.

El poeta Robert Bly en *El libro de la sombra* dice:

"Llegamos como niños dejando una estela de nubes de gloria desde los más lejanos confines del Universo, trayendo con nosotros apetitos bien preservados en nuestra herencia mamífera, espontaneidades bien preservadas que se remiten a nuestros ciento cincuenta mil años de vida sobre los árboles, enojos bien preservados que se remontan a nuestros cinco mil años de vida tribal. En resumen, traemos con nosotros nuestra irradiación de trescientos sesenta grados y le ofrecemos este don a nuestros padres. Pero ellos no lo quisieron. Querían un buen chico o una buena chica. Ése es el primer acto de nuestro drama. No significa que nuestros padres fueran malvados: nos necesitaban para algo personal. (...) Nuestros padres rechazaron lo que éramos, antes incluso de que pudiésemos hablar, por lo que el miedo al rechazo se encuentra almacenado probablemente en alguna zona preverbal".

Krishnamurti cuenta que una vez vio por televisión a la madre de un muchacho ladrón y asesino condenado a prisión perpetua. La mujer decía: "Siempre pensé que algo malo le pasaría porque nunca me habló como se le habla a una madre". Krishnamurti observa entonces que esa mujer tenía un modelo de diálogo entre madre e hijo, tenía una imagen preconcebida de cómo le habla un hijo a una madre. Tenía un patrón claro que había que seguir. Sólo que al vivir de imágenes había dejado de lado lo real, es decir a ella misma y a su hijo. Por lo tanto era imposible que existiera amor, a-*mor*. Una palabra que proviene de "mors", que en griego significa separar, y del prefijo "a", que es negación. Mors y bíos, separar la vida, da lugar a la palabra morbilidad, enfermedad. De manera que "amor" significa "no separar", es decir "unir", "juntar". Esta unión se da únicamente en la realidad, entre seres reales, nunca entre imágenes, fotos, reglamentos, videos, esquemas o pinturas. Porque el amor se da en la esfera del "Yo" y no del "Ego". El Ego no es toda la mente. Es simplemente una parte que invade el escenario, ocupa el centro y hará cualquier cosa para no ser desbancada. Por ejemplo, parlotear y parlotear incesantemente como para que nadie dude de que es la protagonista absoluta. Se la reconoce porque su tarea primordial es la que tuvo desde el principio: diferenciar, dividir, alejar. Sus caminos, sus herramientas, son la culpa y el miedo. Culpa por el pasado, miedo por el futuro. También emplea la preocupación, la ira, el conflicto. Su modo de actuar es la transacción: si hacés tal cosa, te doy un beso, si te comportás bien, te querré. Su comunicación se produce a través de la imagen. Para ella es más importante parecer que ser. Así, la notoriedad y la fama se constituyen en los valores fundamentales de la vida, por encima de la sabiduría, la dignidad y hasta por encima de la riqueza. En nuestra cultura de vanidades es más importante recibir un premio que merecerlo, entonces se soborna a los jueces, porque el éxito es más importante que el respeto hacia uno mismo. Es más importante parecer joven apelando a cirugías, implantes o lipoaspiraciones, que serlo. Y no sólo eso: cuando los demás digan que estoy joven, lo creeré. La confusión es total. Sé de una superestrella que exigía aparecer delgada en las fotografías que publicaban las revistas. Sólo así concedía reportajes. Los fotógrafos pasaban las imágenes por computadora y afinaban notablemente su figura: no más rollos indeseados, adiós papada, chau patas de gallo. Hasta aquí podría parecer lógico, porque las estrellas convierten su cuerpo y su personalidad en un producto de venta. Pero lo insólito era que, luego, ella misma les comentaba al periodista y al fotógrafo qué delgada estaba, creyéndoselo.

La realidad se ha convertido en la imagen externa. Hasta los sentimientos se han alienado. Ahora bien: la locura, ¿no es alejarse de la realidad? ¿Perder contacto con la realidad? La imagen que esa parte de la mente nos da de nosotros mismos hace que nos movamos en este mundo acumulando éxito, dinero, amores, objetos; todo aquello que se puede medir. Incluso el éxtasis artístico, a través del precio de un abono a la ópera o del precio de la pintura obtenida en subasta. Y si la realidad atenta contra nuestra propia imagen siempre tiene a mano un puñado de ilusiones: "Alguna vez seré rico y famoso"; "algún día me vengaré"; "alguna vez reconocerán mi talento". La mente no descansa. No puede.

Es como la historia india del anciano que estaba cansado, muy cansado y le pidió al cielo una ayuda. El dios Krishna se apiadó de él y le envió un mono para que colaborara con las tareas, haciéndole sólo una salvedad: el mono debía estar siempre ocupado, siempre en actividad.

El anciano aceptó a su ayudante, asegurándole a Krishna que había mucha tarea para hacer. Efectivamente, ni bien llegó, el mono arregló el techo, aró la tierra, la sembró, reparó el alambrado, limpió el pozo de agua, así hasta concluir todos los trabajos. A continuación, en lugar de descansar, arruinó el pozo, rompió los techos, quebró los alambrados y quemó la cosecha.

Así es nuestro Ego: no puede dejar de estar en actividad. Compara permanentemente, aplaude, critica, rechaza, instala sospechas. Separa. Siempre respondiendo a señales externas y asfixiando al Yo genuino, auténtico, profundo. El Ego recibe informes: para respaldar nuestra propia imagen, mostrarse limpio, mostrarse sucio, mostrarse divertido, mostrarse bueno, mostrarse malo, casarse, no casarse, mostrarse generoso, mostrarse avaro, usar determinados colores, determinados modelos, viajar en verano, viajar en invierno, comprar, comprar, comprar.

No siempre (casi nunca) nuestro Ego coincide con nuestro Yo. Podemos llegar al final de nuestros días sin saber realmente qué quiere el Yo, qué le gusta, quién es. Perdemos la noción de nuestro cuerpo, lo usamos, lo transformamos, lo sufrimos como algo ajeno. Igual que un auto, por ejemplo, que se lleva al taller mecánico para que el experto diga qué tiene y qué hay que hacer con él. Así llevamos a nuestro cuerpo al médico, al odontólogo, al radiólogo, al gimnasio, al dietólogo, etcétera. En India hay un mantra[2] muy hermoso. Todos los mandatos sociales, económicos, todos los condicionamientos de la época son como pétalos de una flor que van aplastando una chispa que hay en el centro, que es el Yo. Ese aplastamiento, cuando es excesivo, puede convertirse en una necesidad de anestesiarse o en el estallido de una enfermedad. El mantra es OM MANI PADME HUM; que significa algo así como: que los pétalos de esta flor se abran para que surja la joya del Yo interior.

La sabiduría milenaria de la India indica que el Ego se encuentra en la tercera capa que hay que atravesar durante los ejercicios de meditación. La primera capa es lo más sólido, es decir, el cuerpo; la segunda capa es la energía que hace que nuestro cuerpo esté vivo y no sea una masa inerte de piel, músculos y huesos. La tercera capa es la mente que contiene al Ego. Atravesando esa capa se alcanza la cuarta, en donde está la mente que contiene el discernimiento. La quinta es el lugar bendito, en donde se percibe el alma y en donde podemos oír a Dios. La direccionalidad es hacia adentro, hacia lo profundo de uno mismo. El primer trabajo consiste en relajar el cuerpo, o sea, la primera capa.

---

2 Sonido sagrado que se repite incesantemente para meditar.

PRÁCTICA

La manera más sencilla de relajarnos es tensionándonos primero. Luego, la relajación es una respuesta automática.

Podemos ir recorriendo nuestro cuerpo por partes, tensionando primero para que se produzca la relajación:

◆ Acostado en el suelo, empiece por estirar las piernas empujando con los talones hacia afuera. Cuando sienta tensionadas las piernas, suelte y afloje;

◆ empuje con los codos en el suelo, con las caderas y la cabeza en tierra, arquee la columna vertebral y tensione la espalda;

◆ lentamente suelte y afloje;

◆ lleve los hombros hacia las orejas. Afloje. Repita 3 veces;

◆ respire profundamente sintiendo alivio;

◆ lleve la cabeza hacia adelante y luego afloje. Hágalo 3 veces;

◆ suavemente deje rodar la cabeza a un lado y a otro, 3 veces;

◆ respire profundamente sintiendo cómo la tensión se aligera;

◆ estire los brazos y las manos por encima de la cabeza. Tensione. Suelte. Afloje. Repita 3 veces;

◆ vuelva a llevar los brazos al costado del cuerpo.

◆ Lo mismo puede hacer con la cara, los ojos, la mandíbula, etcétera.

Con este trabajo se llega a un estado de relajación profunda y de tranquilidad y reposo.

Los sentimientos no son un proceso sólo mental, sino que están muy ligados al cuerpo. La palabra emoción contiene un significado de movimiento, de locomoción; por ejemplo, pro-moción, con-moción, etcétera. Podríamos pensar entonces, dada la importancia que ha cobrado el cuerpo en los últimos años, que los sentimientos abundan, pero no es así. Paradójicamente se hace un culto del cuerpo como espectáculo; moldeado, esculpido, para ser observado, admirado, envidiado por los demás. Ese culto al cuerpo se genera en esa parte de la mente que llamamos Ego y que responde a un patrón externo que indica las exigencias de los cánones estéticos de la época. Vivimos una cultura narcisista y Narciso no tiene sentimientos. Sustituye el amor por el sentimentalismo y la santa ira por el enojo. Esta falta de sentimientos profundos lo conducen a la depresión, al vacío y, a veces, a la autodestrucción. El Ego se alimenta de los deseos que nunca se satisfacen, es como un barril sin fondo: nunca se llena. Platón habla de la naturaleza del deseo, de su insaciabilidad, comparándolo con un chorlito, porque éste es un pájaro que come y defeca al mismo tiempo. También lo compara con un caballo indomable. El vacío no es un estado fijo, contrario a lo lleno y que la saciedad podría curar: se ahonda a medida que lo llenamos. El *I Ching* dice que la vida del deseo radica en su satisfacción[3].

Vamos a ver que hay un punto final para todos nuestros esfuerzos, que hay una frase que sintetiza toda la búsqueda: Conócete a ti mismo.

Conocernos a nosotros mismos es conocer qué deseamos y no confundirnos con los deseos de los otros. A veces desear una pareja, un viaje o un puesto jerárquico de trabajo es algo que creemos desear, cuando en realidad es un deseo tramposamente disfrazado que nos despliega el Ego.

Pierre Rey en *Una temporada con Lacan* cuenta que siendo director de una revista se presentó ante él un periodista furioso diciéndole:

—¡Estoy harto! ¡Harto!

—¿De qué?

—¡De no hacer lo que quiero!

El hombre de unos cuarenta y cinco años ha entrado sin llamar a la oficina y es evidente que ha bebido un poco.

---

3 "Quien busca el alimento que no alimenta irá tambaleándose del deseo al goce, y en el goce se desvivirá por el deseo."

—¿Y qué quisieras hacer?
—Crear y dirigir un servicio de redacción.
—Concedido.
El hombre duda un instante. La carga de su cólera hirviente, no se trata del director sino de la función que ocupa, es demasiado violenta para disiparse en un segundo. Así que continuó:
—¡No me pagan lo suficiente!
—¿Cuánto ganas?
—Ocho mil.
—¿Y quisieras?
—Diez mil.
—Pongamos quince. ¿De acuerdo?
Salió andando hacia atrás. Atontado. Había ido a frotar sus sueños al contacto con la realidad. En un instante se habían convertido en reales. Entonces se sentía acorralado. ¿En adelante qué?

Una semana después su mujer, muy inquieta, fue a anunciar que el hombre había desaparecido. Dos días más tarde reapareció: después de su entrevista triunfal se había ido a emborrachar a un hotel de las afueras. Nunca más haría la menor alusión a su ascenso ni a su aumento concedido.

Nos vestimos según quieren los industriales de la moda, comemos lo que nos hacen desear por televisión, nos comportamos según las pautas publicitarias, estudiamos, trabajamos, compramos todo lo que nos indican. Los deseos se hacen inagotables. Los deseos, que cumplidos no llenaron el vacío, los deseos que concretados dan lugar a otros, son los deseos del Ego y no del Yo. El Ego es una máscara. Máscara en griego quiere decir "persona". Y persona quiere decir "para sonar". La máscara se utilizaba en los teatros para que la voz de los actores tuviera mayor volumen y para que, a la distancia, el espectador tuviera una clara percepción de los agonistas de la obra. Cuando se dejó de lado el monólogo y se concibió el diálogo hubo un agonista[4] y un antagonista. Luego se amplió el reparto y el Ego del principal actor exigió la invención del Protagonista.

Los sabios yoguis dicen que nacemos con dos voces: una interna, callada y otra externa, audible. Con la incorporación al grupo social, poco a poco, ambas voces se van separando. La audible imita. Los adolescentes, por ejemplo, modifican su forma de hablar para parecer mayores o de una clase social más alta, o liberados o santitos, de acuerdo con el patrón elegido. Con los años, el camino de conocernos a nosotros mismos nos conducirá a reunir estas dos voces en una sola: genuina y auténtica, sin miedos y libre, sin máscaras. Estos sabios aseguran que recitando un mantra las voces vuelven a reunirse y que hay que probar distintos sonidos hasta encontrar aquel con el que nos sentimos cómodos. Esta es una sensación interna que no necesita de verificaciones profesionales. Cuando un maestro encontraba a su discípulo lo tomaba del rosario que tenía en el cuello, lo atraía hacia él y le decía al oído su mantra; el maestro le ayudaba a encontrar su sonido, es decir, a encontrarse a sí mismo. Estas historias han dado lugar a muchas especulaciones con respecto al mantra individual, secreto y, sobre todo, pago. No se debe pagar por un mantra. Cada uno es capaz de descubrir el que le corresponde.

PRÁCTICA

◆ De pie, frente al espejo (el del baño es ideal), cante o hable prestando atención a su voz;

◆ inhale suavemente y exhale con silbidos cortos hasta que se le acabe el aire;

◆ observe la posición de los labios, cómo se hinchan las mejillas con el sonido y cómo se relajan en las interrupciones;

---

4 Agonista, de agón: lucha. De ahí, agonía.

◆ repita varias veces sin sonido.

◆ Luego, cante o hable nuevamente, para advertir qué vibrante y clara se vuelve la voz.

El nombre propio es un sonido que tiene una energía a la que respondemos desde siempre. Utilice su nombre propio como un mantra[5].

◆ Siéntese relajadamente. Cierre los ojos. Si lo desea, encienda un sahumerio, ponga música, aíslese;

◆ ubique la mirada en su entrecejo y trate de no mover los ojos (que permanecen cerrados);

◆ repita mentalmente o en voz baja su nombre, por lo menos durante 5 minutos.

Para estas prácticas suelen usarse rosarios: como un collar de cuentas que va desgranándose entre los dedos de la mano izquierda. Por cada cuenta se repite el mantra. Los rosarios indios (malas) tienen 108 cuentas. No use el dedo índice, sino el pulgar y el medio.

¿Qué hay en un nombre? pregunta Shakespeare. En un nombre hay un regalo, un don que nuestros padres quisieron darnos y, a la vez, un mandato. A quien le dan el nombre de un familiar, ¿le están pidiendo que sea como él? Antiguamente se ponía el nombre del santo que se celebraba en el día del nacimiento: 19 de marzo, José; 24 de junio, Juan; 26 de julio, Ana; 18 de agosto, Elena. En las familias judías era muy común poner el nombre de algún pariente fallecido. Hoy, las estrellas del cine o la televisión popularizan sus nombres.

---

5 A primera vista el uso del nombre propio como mantra aparenta ser una expresión narcisista. Sin embargo, usted notará, después de practicarlo, cómo su nombre se convierte en un sonido más, carente de significado.

◆ Sentado, masajee la zona de la mandíbula, en especial el área de la articulación. Hágalo despacio, con movimientos suaves que se extiendan hacia la oreja y el cráneo;

◆ con las manos en las rodillas, abra la boca bien grande y saque la lengua hacia abajo;

◆ afloje. Cierre la boca y repita 3 veces;

◆ nuevamente abra la boca y saque la lengua, llevándola hacia la izquierda;

◆ afloje. Cierre la boca y repita 3 veces;

◆ abra la boca y lleve la lengua hacia la derecha;

◆ afloje. Cierre la boca y repita 3 veces;

◆ con la boca cerrada enrule la punta de la lengua hacia arriba y apóyela en el paladar con fuerza;

◆ afloje y repita 3 veces.

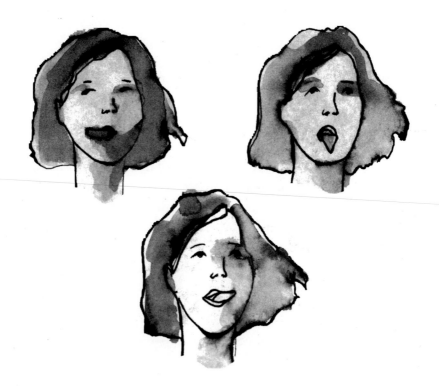

VENTAJAS

Este ejercicio produce la relajación de la lengua, la mandíbula, la garganta y las cervicales. La sensación luego se transmite a todo el cuerpo. También mejora la emisión de la voz.

Vivimos en una cultura Yang: intelectual, calculadora y de "altos" principios. A tal punto que olvidamos y hasta despreciamos lo de abajo, lo terrestre: los pies. Para equilibrar esta desmesura del Ego podemos comenzar concentrándonos en ellos, que son nuestra parte oculta del cuerpo.

♦ Sentado, cruce la pierna derecha sobre la otra y con ambas manos masajee el pie derecho;

♦ estire y "retuerza" cada dedo. Sepárelos y encaje los dedos de la mano entre los del pie;

♦ repita lo mismo con el otro pie.

♦ Una vez trabajados los pies, masajee sus manos;

♦ estire los dedos uno por uno;

♦ empújelos hacia adentro y hacia fuera;

♦ una vez trabajados, una la mano derecha al pie izquierdo;

♦ y la mano izquierda al pie derecho;

♦ respire con calma, pensando que hay un circuito cerrado de energía, que fluye libremente por todo el cuerpo.

Todo ejercicio con los pies produce la sensación de arraigo y seguridad.

Son tantos los estímulos del mundo moderno que nos llaman la atención, que finalmente vivimos distraídos. La distracción (dis-trae) significa desviarnos del camino que debemos seguir; por oposición, la tarea consiste en con-traerse o con-centrarse. "Vivimos dormidos y para ser nosotros mismos es necesario despertar" (sabiduría hindú).

◆ Desperécese: estire los brazos, gire el torso y mueva la cabeza, exactamente como lo hace después de un dormir muy reparador;

◆ abra la boca desmesuradamente. Saque la lengua, aflójela. Repita 3 veces;

◆ empuje con la lengua el paladar. Repita 3 veces. Relaje;

◆ exhale con el sonido "aaaa" y la boca muy abierta. Repita hasta que aparezca el bostezo real.

El *I Ching* afirma que el Ego se ubica en nuestras espaldas. Es razonable, porque el Ego es una fuerza Yang, es decir, de arriba, masculina, intelectual, caliente. La espalda es la región para absorber las fuerzas Yang, mientras que la parte delantera cobija las fuerzas Yin, de abajo, femeninas, intuitivas, frías. Vamos a ablandar la espalda jugando a plancharla, como si fuéramos una mecedora.

◆ Recuéstese boca arriba y lleve las rodillas hacia el mentón;

◆ coloque las manos debajo de las rodillas y hamáquese, como al compás de una canción de cuna, con un ritmo suave y monótono.

Mátaji Indra Devi siempre decía que este ejercicio era ideal para aquellas personas que no pueden dormir bien.

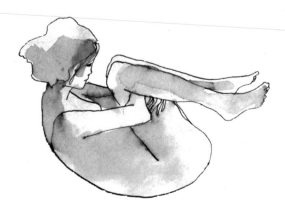

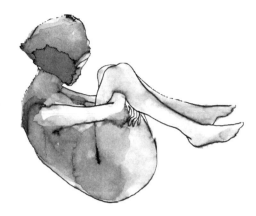

◆ De rodillas, siéntese sobre los talones;

◆ poco a poco, inclínese hacia adelante. Este movimiento expresa humildad y agradecimiento;

◆ estire los brazos hacia adelante;

◆ sienta el estiramiento en toda la espalda.

◆ Otra posibilidad es llevar los brazos hacia atrás;

◆ en ambos casos, cierre los ojos, fije la vista en el entrecejo y respire lenta y profundamente. Quédese en esta posición por algunos minutos.

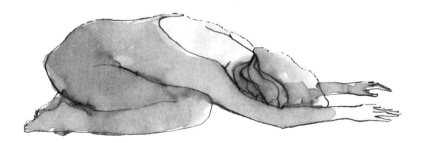

CAPÍTULO 4

Hay que pasar el invierno

El cerebro es como una computadora que mantiene el delicado equilibrio que nuestra vida necesita. Tiene algunos programas y carece de otros. Posee el programa de tener hambre, comer, amar, procrear. Carece del programa de orientarse como las golondrinas o de ladrar cuando llegan desconocidos. El cerebro no ama, no sufre y no desea. Quien ama, sufre y desea es el dueño, es decir, su esclavo. La comunicación entre ambos, computadora y dueño, se realiza a través de los sentimientos. Si un hueso se rompe hay que pegarlo. A tal efecto, el cerebro y el hueso roto envían señales de dolor para que el individuo actúe, es decir, repose. Así, el dolor es el mensajero entre el cerebro, la conciencia, el cuerpo y un archivo histórico que contiene todos los datos para generar las células necesarias y solucionar el problema del hueso roto. Si una amenaza nos pone en peligro, el miedo establece una comunicación entre el cerebro, el cuerpo y la conciencia, que hace que todo se disponga para ponernos a salvo. Las emociones son fuerzas que no podemos controlar, son "movimientos del alma" que nos marcan una determinada reacción, una conducta para producir determinadas consecuencias. La fuerza de las emociones consiste en que por más que pensemos no desaparecen. Lo que interesa subrayar es que la vida sin emociones no tiene sentido, porque gracias a ellas crecemos y sobrevivimos. Pero una vez disparada, la emoción puede volverse en contra de nuestra calidad de vida. Ocurre así cuando el miedo se vuelve ansiedad, el deseo conduce a la ambición, el enojo se convierte en ira, la amistad, en envidia, el amor, en obsesión. Se piensa que una vida sana depende del control de nuestra razón (neocorteza) sobre las emociones, pero el conflicto "razón versus pasión" no tiene por qué ser resuelto mediante el triunfo de la corteza, sino con la armonía de ambas fuerzas. El neocortex está simbolizado como Yang, la energía que viene del cielo y la emoción, como Yin, la energía que surge de la tierra.

Yang es el aire que respiramos; Yin, los alimentos de la tierra que absorbemos. Cuando se habla de salud y de felicidad en la filosofía china, se hace referencia al equilibrio entre el Yin y el Yang. El universo entero se categoriza en ambas polaridades que funcionan juntas como los polos negativos y positivos de la electricidad. Yin es femenino, frío, negativo, interno, oscuro. Es la tierra, son los pies, los órganos compactos como el hígado y los riñones. Yang es masculino, caliente, positivo, externo. Es el cielo, la cabeza, los órganos huecos como los intestinos o el estómago. Cada uno de nosotros transforma ese Yang y ese Yin, comunes a todos, en un cuerpo, una conducta, un temperamento individual a través de una tercera energía, la que heredamos, y que está en los riñones.

Hoy el cerebro se compara con una computadora. Algún tiempo atrás la novedad para la metáfora era el automóvil. Antes aún, fue la telegrafía sin hilos. El *Nuevo Testamento* utiliza comparaciones relacionadas con la novedad de la época: la cultura agropecuaria. En ella abundan las semillas, los lirios, los árboles podados, el rebaño, las ovejas, etcétera. Las metáforas cambian, pero no la sustancia de lo que dicen. La explicación más moderna es la de los neurotransmisores. Los deprimidos segregan poca serotonina; los excitados y nerviosos están necesitando más acetilcolina; si nos enfermamos, vendría bien un poco de timotiroxina. Todas sustancias producidas por nosotros igual que la sangre y la saliva. Se trata de una reducción química y de una simplificación.

En síntesis, al conocer los fascinantes descubrimientos que día a día se realizan sobre el cerebro y las emociones, volvemos a lo que la sabiduría ancestral siempre propuso: la armonía, el equilibrio, el camino del medio. Y el primer y último paso es el lema "Conócete a ti mismo". Conocerse uno y sus circunstancias, siendo éstas el grupo social, la cultura en la que estamos inmersos, las exigencias para pertenecer al grupo y además los impulsos de "vidas anteriores" que nos conducen a emociones, algunas todavía útiles y otras no tanto. "Vidas anteriores" son para mí la enseñanza, los hábitos, los aprendizajes, las adaptaciones que nos llegan desde el alba de los tiempos y traemos en los genes.

Antonio y Hanna Damasio utilizan un juego de naipes para revelar cómo la emoción interactúa automáticamente con la cognición, por fuera de la conciencia. A un jugador se le ofrecen cuatro mazos de cartas y un montón de dinero. La tarea es ganar tanto dinero como sea posible. Los jugadores vuelven las cartas de cada mazo. Las cartas de los mazos A y B otorgan de inmediato un premio de cien dólares; en los mazos C y D la ganancia inmediata es de cincuenta dólares. Es fácil pensar que con las cartas de los mazos A y B se gana más, pero las cartas están dispuestas de manera que ocurran pérdidas impredecibles, y con mayor frecuencia que en los mazos C y D. Los jugadores no tienen cómo predecir una multa, ni pueden imaginar con precisión la ganancia o pérdida neta de cada mazo, como tampoco cuándo concluye el juego. Los sujetos normales piensan un poco y empiezan a elegir sólo los mazos C y D. Los Damasio conectaron electrodos a los sujetos para medir sus respuestas dermogalvánicas. Todos transpiramos un poco cuando nos involucramos emocionalmente en un suceso; el sudor cambia la conductividad de la piel y ese cambio se graba en un dispositivo especial. Los Damasio descubrieron algo asombroso; antes de que los sujetos entendieran el juego y empezaran a concentrarse en sus respuestas a los mazos C y D, ¡la piel parecía conocer el truco! La respuesta dermogalvánica ocurría ante los mazos A y B y esta pista llevaba a los sujetos a evitarlos. Pero la reacción se producía antes de que los sujetos pudiesen explicar por qué elegían los mazos C y D.[1]

Los doctores Damasio postulan que elegimos estrategias cognitivas porque las vísceras le indican al cerebro qué ideas debería utilizar en cada situación. Perdón, ¿podría repetirme la frase? No entendí bien. ¿Dicen que las vísceras le indican al cerebro (!) qué ideas debería utilizar en cada situación? Perdón, ¿quiere decir que, por ejemplo, el intestino grueso (!) puede orientar la creatividad cerebral?

Sí. En verdad, esto es lo que los sabios nos transmitieron desde tiempos inmemoriales y mientras la ciencia trata de descubrir los mecanismos para evitar el sufrimiento, podemos echar mano a sabidurías muy antiguas que han llegado hasta hoy de diferentes formas.

Imaginemos que hemos estado sobrecargando el hígado y no funciona del todo bien. Es la víscera de mayor temperatura del cuerpo, tradicionalmente residencia de la ira, cuyo elemento es el fuego, y que al funcionar lentamente pierde temperatura; para volverlo a poner a punto es necesario calentarlo. Nace entónces un enojo detrás de otro, hasta que se estalla en un ataque de cólera. El hígado se recupera.

---

1 Damasio, A., *El error de Descartes*, Ediciones Andrés Bello.
Gazzaniga, M., *El pasado de la mente*, Ediciones Andrés Bello.

Los riñones, cuyo elemento es el agua, tradicionalmente residencia del miedo, también trabajan a gran temperatura pero se dañan fácilmente con el frío. Puede ocurrir que un ataque de miedo nos impulse a no salir, a quedarnos esa fría noche en casa junto al fuego viendo un video. Ese ataque de miedo puede ser una estrategia de los riñones para evitar tomar frío. Creemos que la decisión es nuestra. ¿Lo es? Sí, lo es. Como también la responsabilidad del ataque de ira, porque no sólo somos el cerebro y el lenguaje, sino que somos nuestros riñones y nuestro hígado, aunque ellos no puedan elaborar ningún mensaje con palabras.

Un dato curioso: en uno de sus libros el Dr. Deepak Chopra nos cuenta que en Japón descubrieron que cuando pensamos, los mismos neuropéptidos que surgen en el cerebro, surgen también en los riñones. Es decir, los riñones piensan, cosa que no debe asombrarnos cuando atisbamos algunas de las funciones que cumplen, porque no sólo filtran la sangre, sino que identifican todo lo que hay en ella. Despiden el nitrógeno, la úrea, el amoníaco y las sustancias perniciosas, incluyendo todo exceso de hormonas producidas por nuestro cuerpo. Retienen el sodio, el potasio, el magnesio y otros elementos necesarios. Convierten la vitamina D en una hormona y se ocupan del equilibrio entre la alcalinidad y la acidez del cuerpo. Estos son algunos de sus trabajos: no podemos dudar de la inteligencia de los riñones. Saben pensar, sólo que no hablan.

Cuando esa fluida comunicación no verbal entre necesidad y deseo se interrumpe significa que no nos oímos: el piano no puede cantar su sonido porque el intérprete no presta atención, está ausente, distraído. Escucharse es un trabajo que con la práctica se perfecciona. En verdad sabemos de qué se trata: todos tenemos la clara percepción de las comidas que nos caen mal o nos hacen daño.

Para la medicina oriental los riñones y la vejiga urinaria están conectados con el invierno y son muy sensibles al frío. En esta estación, la semilla duerme en la oscuridad de la tierra, esperando brotar con la luz y el calor de la primavera.

Los riñones también están conectados con los órganos reproductores, con los cartílagos y con el cabello. Dicen que una cabellera fuerte, brillante y sana es un signo de atractivo sexual y de riñones sanos. La calvicie indica que la energía de los riñones puede estar faltando. Para cuidar el cabello hay que empezar por cuidar los riñones.

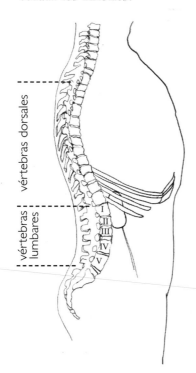

Los riñones están ubicados sobre las costillas falsas a la altura de las primeras vértebras lumbares. La mala postura que tenemos en Occidente, las presiones que ubicamos allí, terminan por convertirla en una zona dolorosa, en la que pueden aparecer hernias de disco, que hoy son tan frecuentes. Es probable que las represiones y los conflictos morales de nuestra sociedad se alojen en esta zona. Los orientales observan que por el ombligo entra la vida, de manera que por el lado opuesto entra la "muerte", es decir, por el punto ubicado entre la segunda y tercera vértebra lumbar, el *Ming Men*, llamado puerta de luz o puerta del destino. Este punto está indicado en acupuntura para tratar los problemas de rigidez de espalda, lumbago, ciertos trastornos sexuales, agotamiento psicofísico, problemas psicológicos, etcétera.

PRÁCTICA

◆ De pie, con las rodillas flexibles, coloque las yemas de sus dedos sobre las vértebras lumbares;
  ◆ adelante la pelvis. Sienta cómo se "abren esas vértebras";
  ◆ lleve la pelvis hacia atrás. Sienta cómo se cierran;
  ◆ lentamente siga "hamacando" su pelvis y visualizando cómo se afloja la zona lumbar.

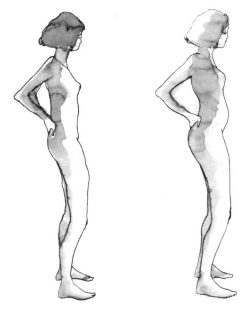

En los riñones se aloja la energía heredada, que se va consumiendo en el proceso de vivir. La muerte natural se debe a la terminación de esa energía vital.

Hay varias maneras de reponer la energía vital que se va consumiendo y también de fortificarla:

1) Con una alimentación adecuada a su individualidad, con alimentos frescos y nutritivos.

2) Con un descanso adecuado para recuperarse del estrés coti-

diano. Esto se realiza a través del trabajo pendular: cansarse a través del movimiento, descansar a través de la relajación.

3) Evitando los excesos.

◆ Apóyese en una pared. Pase una mano por su cintura y compruebe el espacio que queda entre ella y la pared;

◆ deje los brazos a los costados y descienda un poco, aflojando las rodillas;

◆ compruebe cómo la cintura se acerca a la pared;

◆ sienta su columna vertebral erguida y derecha;

◆ experimente a fondo esa sensación agradable de profundo descanso de su cintura.

◆ Trate de hacer el mismo trabajo, separado de la pared. Es decir: afloje las rodillas y disminuya el arco de la cintura.

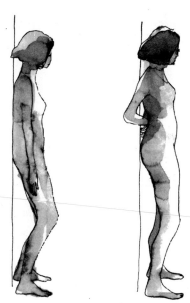

La energía vital está estrechamente ligada a la energía sexual y se halla acumulada en la zona renal. Ya vimos que el punto Ming Men significa puerta de luz, mandato celeste o puerta del destino. La respiración, la concentración y la imaginación son los instrumentos, junto con las posturas corporales, que se usan para movilizar y acumular esta energía.

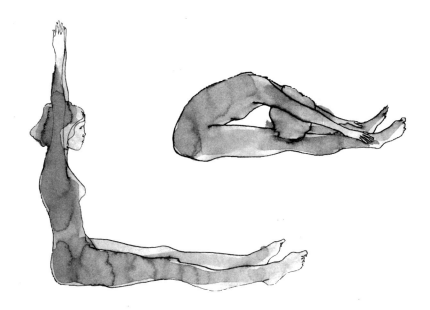

◆ Siéntese en el suelo con las piernas estiradas;
◆ eleve los brazos rectos por encima de su cabeza;
◆ inclínese hacia adelante como queriendo llegar a los pies. No hace falta llegar. Basta con la intención del movimiento. Ya lo logrará;
◆ una vez inclinado hacia adelante, concéntrese en la respiración abdominal;
◆ quédese en la postura lo que pueda, sin forzarse.

VENTAJAS

Estos trabajos mantienen la juventud y reducen los dolores de cintura. Postergan el envejecimiento del organismo y aseguran una vejez noble.

Los riñones se abren a los oídos y están conectados con las orejas. Algunas estatuas de Buda lo muestran con orejas enormes como símbolo de la fortaleza de sus riñones. La sabiduría popular argentina sostiene que orejas grandes significan larga vida y, si bien no es así, esta idea contiene el mismo concepto en cuanto a fortaleza y voluntad. Además los orientales sostienen que el talento innato se almacena en los riñones y que, al nacer, las orejas grandes tienen el significado de un destino destacado.

Los riñones y las orejas tienen formas parecidas. El Dr. Alfred de Tomatis, eminente investigador francés, afirma que el "modelo para armar" nuestro cuerpo es la oreja. En el oído contamos con un detector de posturas que nos dice si estamos acostados, parados o inclinados. El oído es fundamental a la hora de incorporarnos. Tomatis sostiene que en las curaciones con sonido es imprescindible una postura correcta. Nuestro sentido del equilibrio físico depende del oído. Algunas veces, problemas de zumbidos o de pérdida de audición se deben a trastornos en los riñones.

- ◆ Sentado. Sienta su columna vertebral erguida y derecha;
- ◆ relaje los hombros y apoye las manos sobre las rodillas;
- ◆ hunda ligeramente el mentón en el cuello. Sienta las cervicales estiradas;
- ◆ visualice su columna vertebral como si fuera el tubo dorado de un órgano;
- ◆ inhale profundamente desplazando sus abdominales hacia adelante;
- ◆ exhale pronunciando la letra "n". Sienta la vibración en su paladar y observe que puede llegar a los oídos.

VENTAJA

Mejora la audición.

En la planta del pie, con los dedos en flexión en el hueco que se forma en la parte anterior, está el punto N° 1 del canal de energía que comanda el riñón y que también actúa sobre la glándula suprarrenal. Se lo llama "manantial borboteante".

◆ Presione este punto con el pulgar varias veces;
◆ masajee toda la planta del pie, el talón y el tobillo;
◆ Luego, hágalo en el otro pie.

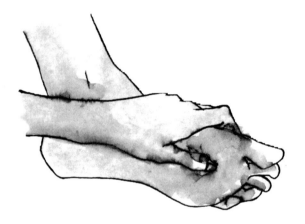

VENTAJA

Este trabajo es muy bueno para quienes padecen de insomnio. Produce una gran calma, por eso es recomendable hacerlo por la noche.

La sensación a la que está ligada la vejiga urinaria es la de alivio, el mismo que se siente al orinar después de haber contenido un rato largo el deseo, como alguna vez nos ha ocurrido a todos. Esa sensación de distensión es comparable a la sensación de relajación profunda tan necesaria en épocas invernales.

◆ De pie, simplemente déjese caer hacia adelante, aflojando los hombros, los brazos y la cabeza;

◆ deje las rodillas flojas y las manos flojas;

◆ cierre los ojos y fije la vista en el entrecejo;

◆ respire calmadamente y visualice que la columna vertebral se estira, que la cabeza es muy pesada. Imagine que la piel de la espalda se desliza.

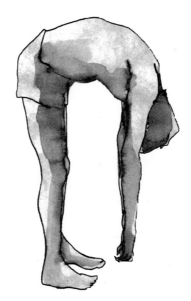

Atención: si sufre de hipertensión puede sentirse molesto en esta postura. Siempre consulte a su médico.

GRACIAS A DIOS POR EL ESTRÉS

El miedo es una emoción que no pide permiso. Primero nos impulsa a la acción. Recién después pensamos. Ante un peligro o una amenaza el instinto de supervivencia es tan fuerte que la corteza cerebral procesa después. Su antigüedad es la del cerebro mismo. Todos los seres vivos sabemos qué es el miedo. Hasta las plantas. Es una respuesta de adaptación, se nos incorpora genéticamente y hoy, a veces, resulta exagerada porque tenemos muchos más miedos de los necesarios.

Imaginemos que volvemos a casa caminando. Es de noche. La calle está desierta. De pronto, observamos que un auto nos sigue lentamente. Captamos el peligro. Entonces ¿qué ocurre?

El cerebro emite señales al sistema nervioso autónomo que pega el grito de alerta en todo el cuerpo. Entonces la pituitaria segrega una hormona que exige que las glándulas que están sobre los riñones segreguen, a su vez, adrenalina y cortisol. De inmediato, el estómago se contrae y, en caso de estar digiriendo algo, suspende el trabajo. El corazón se acelera enviando sangre y oxígeno a todos los músculos del cuerpo. El hígado pone a nuestra disposición energía en forma de glucosa. Los bronquios se expanden, el intestino se afloja, la vejiga ordena orinar. Ahora, con nuestro cuerpo alerta y preparado, al notar un movimiento extraño del auto, echamos a correr. El auto, a su vez, acelera la marcha. Se nos seca la boca. A pesar de la oscuridad nuestros ojos dilatados ven todos los detalles. Nuestra velocidad es increíble. Pero el auto pasa de largo. Desaparece en la noche. Sólo hemos tenido una falsa alarma. ¿Y ahora qué sucederá?

De haber existido un peligro cierto nos hubiéramos salvado. De cualquier manera ahora debemos eliminar de nuestro organismo todas las sustancias terriblemente agresivas que hemos segregado y que nos dieron la velocidad, la fuerza y una resistencia realmente poderosas.

Desintoxicar es la consigna. Recuperarse. Si no lo hacemos, estaremos cada vez más susceptibles a sufrir esos ataques de estrés. El simple sonar de un teléfono, alguien golpeando la puerta, un vaso que se rompe alterarán nuestra paz.

Gracias a Dios por el estrés, pero debemos aprender a recuperarnos.

Una situación muy prolongada de estrés puede provocar úlcera estomacal, reducción de las fuerzas autoinmunológicas (timo), problemas cardiológicos, lesiones cerebrales, pérdida de memoria y hasta favorecer enfermedades como el mal de Alzheimer. También intensifica las respuestas condicionadas, convirtiéndose en un atentado contra nuestra libertad.

Después de un ataque de estrés aumenta considerablemente el condicionamiento al miedo, por lo que pueden aparecer fobias o pánicos. En general, los temores neuróticos se acrecientan.

El enemigo público N°1

La Peste se dirigía a Damasco y pasó velozmente junto a la tienda del jefe de una caravana, en el desierto.

—¿A dónde vas tan deprisa? —le preguntó el jefe.

—A Damasco. Pienso cobrarme un millar de vidas.

De regreso de Damasco, la Peste pasó de nuevo junto a la caravana. Entonces, el jefe le dijo:

—¡Ya sé que te has cobrado cincuenta mil vidas, no el millar que me habías dicho!

—No —le respondió la Peste—. Yo sólo me he cobrado mil vidas. El resto se las ha llevado el Miedo.

Anthony de Mello

Hay un detalle muy claro: desde tiempos remotos se dijo que el miedo está vinculado a los riñones pero recién en el siglo XX se conoció el mecanismo del estrés y de las glándulas suprarrenales. Es decir, la ciencia confirmó ese dato hasta entonces no fundamentado.

PRÁCTICA

Reír, reír, reír.

Ventajas

La risa fue estudiada desde diversas especialidades:

Fisiología: se ha comprobado que reírse estimula los órganos internos y mejora la circulación, fortaleciendo la resistencia contra las enfermedades (Dr. Walsh, citado por Cousins). La carcajada puede ser considerada como un ejercicio físico que hace trabajar los músculos faciales y abdominales, mientras relaja aquéllos no implicados en la risa. Veinte segundos de carcajadas pueden duplicar el ritmo cardíaco de 3 a 5 minutos, lo que equivale a 3 minutos de remo intenso (Dr. William Fry, Stanford Medical School).

Psicología: reírse ofrece una nueva perspectiva del lugar que uno ocupa en la sociedad (Dr. Gordon Allport, Harvard). Reírse aumenta la creatividad para resolver los problemas personales (Dra. Alice Isen, Cornell).

Neurobiología: la risa libera endorfinas; diez minutos de risa equivalen a dos horas de sueño sin dolores (Norman Cousins). Una simple sonrisa hace que el cerebro segregue endorfinas, igual que el aroma de nuestro plato preferido nos hace segregar jugo gástrico (Jack Lawson).

Yoga: las carcajadas aseguran una excelente exhalación, con la que se van las toxinas. Recordemos que el estrés es una intoxicación y que el medio más eficaz para desintoxicarnos es la respiración lenta y profunda.

* Siéntese, preferentemente en el suelo, con las piernas cruzadas;
* lleve su atención a la zona de los genitales. Respire lenta y profundamente, pensando en la sílaba "VAM".
* Comience con 5 minutos y vaya aumentando poco a poco.

* De pie, con los brazos en alto y las piernas juntas, gire las caderas en redondo, tratando de dejar los pies y las manos firmes;
* hágalo primero para un lado, luego para el otro.
* Acuéstese en el suelo. Relájese.
* Recorra su cuerpo con la mente y desate las tensiones;
* Ponga toda su inteligencia en la zona debajo del ombligo;

◆ Repita mentalmente VAM, nasalizando la "m". Sonará casi como VAAANNNNG.

◆ Quédese así por lo menos 5 minutos.

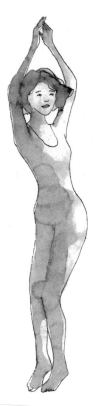

VENTAJAS

Los sabios de la antigüedad aseguran que se despiertan los siguientes atributos:

1- Facilidad para vincularnos con otras personas.

2- Aumento del carisma personal.

3- Superación de temores.

CAPÍTULO 5

Las reglas del fuego

Prometeo detestaba a Zeus, el dios del rayo, porque éste les daba el fuego a los hombres a su antojo. Un rayo aquí o allá, de vez en cuando un árbol se quemaba y la humanidad corría hacia esas momentáneas llamas tratando de aprovecharlas al máximo. Por otra parte, Zeus era un dios tiránico, disfrazado de prolijo, que jugaba a ser justo y armonioso. Para su gobierno quería un cosmos (orden, armonía) pero sólo empleaba cosméticos, es decir, le daba una pátina de justicia muy superficial mostrándose enemigo del Caos, que en esa época reinaba por doquier entre glaciares que se desmoronaban, terremotos que partían los campos con inmensas rajaduras, volcanes que escupían su irrefrenable lava hirviente. Zeus no toleraba tal desprolijidad, si bien se había aprovechado de ella para usurpar el Gran Poder. Su lema era "Orden y Equilibrio en el Cosmos", un poco redundante, porque en griego se decía

"Cosmos Cosmos"[1]. Por un tiempo la consigna fue respetada por todo el mundo y Zeus no perdía oportunidad de pisotear a los de abajo para trepar cada vez más alto.

Prometeo amaba a los seres humanos: les perdonaba sus flaquezas y admiraba el afecto que sentían entre sí. Y, como dijimos, detestaba a Zeus. Lo encontraba frío, sin sentimientos y tremendamente vanidoso. Prometeo, reflexivo y prudente, se pasaba las horas imaginando alguna humillación, alguna burla, una pequeña venganza para golpear el Ego de Zeus.

Los hombres estaban muy molestos con los sacrificios que los dioses les habían impuesto, como hoy lo están con los impuestos, que no perdieron su cuota de sacrificio. En verdad, todos estaban disgustados: los hombres pensaban que los dioses exigían demasiado y los dioses creían que todavía no era suficiente.

Para dirimir este tema, los cortesanos adulones que rodeaban a Zeus organizaron un Congreso, al que nadie dejó de asistir. Zeus pretendía más víctimas, más sangre, más vidas entregadas en su honor. Prometeo, entonces, subió al estrado y mató un buey, diciendo que lo justo era dejar que el Gran Jefe eligiera con toda libertad su parte. Para ello dividió al animal en dos porciones: en una envolvió la carne sabrosa y las entrañas con la piel del animal; en la otra puso los huesos recubiertos por la grasa a la que le dio forma de bolsa. Zeus, dándose cuenta de la estratagema, decidió dar una lección a la humanidad y a su defensor. Eligió la bolsa de grasa, que se deshizo dejando los huesos a la vista de todos los presentes. Nadie pudo reprimir las carcajadas ante la burla tendida por Prometeo. Entonces Zeus, furioso, sopló hacia la tierra y con su viento apagó cada uno de los pequeños fuegos que

---

[1] Es redundante, ya que "cosmos" en griego significa orden, armonía.

los rayos habían encendido en los árboles. Así la humanidad se quedó sin el fuego.

Prometeo, desesperado, adiestró a un pájaro para que volara hasta el Olimpo y robara algunas brasas. Sin embargo, en su vuelo de regreso el ave se incendió y si bien sus plumas adquirieron colores espléndidos, el fuego no llegó. Fénix, que tal era el nombre del pájaro, no había muerto. Renació majestuoso de sus cenizas, para regresar en busca del fuego. Pero tantas veces como lo intentó volvió a arder entre las brasas.

Prometeo continuó cavilando y cavilando hasta que recordó un antiguo refrán que decía: "Si tienen hambre no les des pescados, enséñales a pescar" y se propuso descubrir la tecnología necesaria para producir el fuego a voluntad.

Gracias a que Palas Atenea en un sueño le indicó el camino secreto hacia el Olimpo, Prometeo se introdujo en la fábrica de la lumbre y aprendió que frotando dos maderas las llamas se producían a voluntad. De este modo se originaba el primer espionaje industrial.

Como era previsible la ira desbordó a Zeus, que se negaba a creer lo sucedido. En el fondo no le importaba demasiado regalar magnánimamente un poco de fuego aquí y allá. Lo que no podía tolerar era el robo de la técnica: aquello aproximaba demasiado el mundo de los humanos al mundo del Olimpo. Hoy era el fuego, mañana sería el agua, pasado la dinamita, después los spaghettis, el control remoto... Los milagros corrían el riesgo de desaparecer. Porque cuando los hombres veían nacer un manantial ante sus ojos, caían de rodillas y agradecían el milagro. En cambio, si aprendían que cavando un pozo se llegaba a las napas subterráneas y que cualquiera podía producir un manantial, no iban a respetar más el agua que brotaba, y vivirían el milagro con indiferencia.

Ante el desmán, Zeus llamó a reunión de gabinete sin respetar que era el fin de semana largo de la llegada de la Primavera. Sus adulones cortesanos decidieron resolver los problemas lo más rápido posible. Zeus les exigía la mayor imaginación para castigar a Prometeo y que, a su vez, la condena sirviera de lección a la humanidad. Las propuestas iniciales fueron desechadas por inútiles: eran crueles pero carecían de sentido didáctico.

De pronto, Zeus se descompuso. Un sentimiento caluroso comenzó a corroerlo. Hasta él habían llegado algunas noticias: que los hombres hacían fogatas nocturnas para espantar a los animales y poder dormir tranquilos. ¡Dormir tranquilos! Y él que no podía pegar un ojo. Que las mujeres empezaban a fraguar el oro y la plata para hacer adornos que las embellecieran; que los herreros fabricaban herraduras a granel para calzar a los caballos; que se cocinaban manjares y ya no comían carne cruda.

El hígado de Zeus no pudo manejar tanto veneno y la bilis se derramó dentro de su cuerpo dándole una coloración verde amarillenta a su piel y a sus ojos. Un sabor amargo, amarillo, le invadió la boca. Su vista se alteró y no pudo hacer otra cosa que mirarse por dentro. Como un video se recorrió internamente y a su acto lo denominó "in video" que más tarde se popularizaría como en-vidia. Zeus ardía y a ese calor lo bautizó "Zelus", celos, que son muy parecidos al *in video* (envidia). En su lecho, alimentado a jugo de limones y aceite de oliva y rodeado por su corte malhumorada (no debemos olvidar que estaban perdiendo su pic nic de la Primavera), Zeus concibió el castigo.

—¿Cuál es el órgano que contiene la mayor temperatura del ser humano?

—El hígado —le respondió uno de sus adulones —llega a 40° c.

—Y el hígado se reconstituye, ¿verdad?

—Así es.

—O sea que el humano puede vivir hasta con la cuarta parte de él.

—Sí, claro. Evidentemente —respondió otro de los obsecuentes de turno.

—Prometeo ha intentado robarnos el fuego con la ayuda de un Ave creada por su imaginación, que se quema periódicamente y que renace de sus cenizas. Tráiganla. Encadenen a Prometeo en el Monte Cáucaso y que ese Ave Fénix le devore diariamente parte del hígado, por toda la eternidad.

Así lo hicieron.

Después de un tiempo Zeus se disfrazó de nube y quiso ver cómo se encontraba Prometeo. Para su sorpresa se lo veía muy bien y pese a las torturas a las que estaba sometido hasta sonreía. Prometeo, nacido sin envidia, veía con mucho placer el progreso permanente de sus protegidos, los seres humanos, y aunque nadie le rindiese honores él sabía que había encabezado la Revolución del Fuego, dando origen a la civilización. Además, Prometeo estaba sostenido todavía por sus ideales y si bien el Ave Fénix le devoraba el hígado, su belleza de vívidos colores lo colmaba de placer cada vez que sobrevolaba sobre su cabeza.

Indignado, Zeus quiso seguir castigando a la humanidad, por lo que eligió como blanco al hermano imprudente de Prometeo, Epimeteo, a quien le envió de regalo una mujer hermosísima, Pandora, y una caja. Prometeo le había indicado a su hermano que mantuviera esa caja cerrada. Aunque Epimeteo obedeció el consejo, Pandora, curiosa, la abrió. Entonces se esparcieron todas las calamidades por el mundo. Lo único que quedó en el recipiente fue algo verde claro, lo último que se perdía: la esperanza. A pesar de su furia, Zeus había tenido un gesto de bondad final: había depositado la esperanza en el fondo de la vasija, para evitar la destrucción del hombre. Un sentimiento verde, porque se parecía al verde de la Primavera, al verde amarillento de la piel intoxicada, al verde de los ojos hinchados y doloridos por el mal funcionamiento del hígado.

El hígado es el órgano más grande y el de mayor temperatura. Tiene una capacidad de regeneración enorme, al punto tal que se puede sobrevivir con la cuarta parte de él. Sus funciones son tantas y tan variadas que ni el cerebro puede equiparársele: si se quisiera realizar sus trabajos artificialmente se necesitarían varios edificios. El hígado es un laboratorio químico muy refinado que se encarga de eliminar todos los venenos que ingerimos, provengan de los conservantes de la comida, de los colorantes, de las sustancias sobrantes de los remedios o de los excedentes hormonales creados por el propio cuerpo. Esta tarea minuciosa de desintoxicación hace que los malestares hepáticos estén ligados a los excesos: de grasas, drogas, comida o alcohol. La falta de moderación es uno de los factores que pueden enfermar al hígado. Cuando se sufre de hepatitis la prescripción médica incluye, justamente, moderación, abstinencia y tranquilidad para que el hígado se recupere solo. Este proceso se produce en mayor medida entre la una y las tres de la madrugada, horario que se debería respetar, descansando para permitir que esta víscera se recupere diariamente.

PRÁCTICA

La hepatitis se detecta en los ojos, porque es allí donde el hígado se abre. "El hígado se abre a los ojos para ver el misterio del Universo y descubrir la virtud en la humanidad" (Libro de Medicina China). Según la acupuntura china, muchos problemas oculares y visuales se alivian masajeando algunos puntos del canal de la energía del hígado.

ABORDAJE SUPREMO

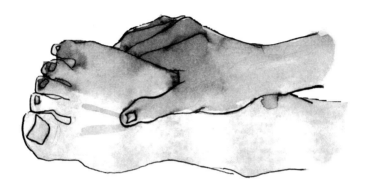

◆ Explore con su mano derecha estos puntos en su pie izquierdo (y viceversa). Masajee con la intención de diluir una bolita de energía estancada. Si duele mucho, masajee alrededor de la zona de dolor.

Esta conexión del hígado y la vista se expresa en la "envidia" que según la sabiduría popular se aloja en esta víscera. Alguien se pone verde de envidia, (el verde alude a la bilis), o tiene "mal de ojo", cuyo antídoto suele ser una cintita roja, que es el color complementario y opuesto al verde.

El hígado crea elementos esenciales para la sangre. También la almacena y regula su cantidad: durante el descanso casi un cuarto de toda la producción de sangre del corazón se queda allí. Siempre hay mucha sangre en el hígado, que se dispersa cuando se la necesita: al hacer ejercicios, por ejemplo. El aporte adecuado de sangre a los diversos órganos depende tanto del corazón co-

Recuperar el Paraíso

mo del hígado. También se ocupa del colesterol. Produce la bilis que se almacena en la vesícula biliar y ayuda a digerir las grasas. Crea y regula hormonas. Absorbe glucosa y la almacena. Y cuando el cuerpo necesita energía o calor, la libera poniéndola a disposición de la circunstancia: por ejemplo, frente a una situación límite de estrés.

Evidentemente el hígado tiene una gran capacidad de discernimiento: sabe perfectamente qué es venenoso y qué no lo es; qué es tóxico y qué no lo es. Esotéricamente se le adjudica la capacidad de discernir cuáles deseos son "venenosos" y cuáles no lo son. Y luego se encarga de materializarlos. Cuando los deseos no se cumplen, no se concretan, se transforman en envidia. "Quien desea y no concreta engendra peste", dijo el poeta William Blake. Esta función de materializar nuestros sueños o deseos se emparenta con su capacidad de modificar la albúmina vegetal y animal y mutarla en humana, lo que determina un salto evolutivo, porque tiene una capacidad "alquímica" para hacer evolucionar los reinos: el vegetal, el animal, el humano y, por qué no, el espiritual. Los árabes creían que el hígado es el lugar en donde está el alma, de ahí la frase que todavía se usa "los ojos son el espejo del alma".

El hígado está conectado con la primavera y el fuego. Después de la modorra invernal, llega la luz que nos permite ver. Su elemento, para los orientales, es la madera, y se lo compara con un árbol capaz de elevarse al cielo y ser altamente espiritual. Los árboles también cumplen funciones desintoxicantes al ofrecernos oxígeno durante el día, transformando los venenos de la contaminación ambiental. Las hojas de los árboles son a su vez grandes laboratorios "alquímicos" capaces de hacer lo que la humanidad con toda su ciencia y toda su tecnología no ha podido: transformar la energía solar en madera. Se dice que los hombres somos

74

parásitos de los vegetales, porque sólo ellos pueden transmutar la luz en vida, siendo los humanos los encargados de transmutar la vida en amor. "Como es arriba, es abajo", dice una de las leyes herméticas del *Kyballión*: el poder evolutivo del hígado como microcosmos es similar al del Universo como macrocosmos. El sol es la fuente externa de luz y calor. El hígado es la fuente interna. Las plantas reelaboran la luz y el calor del sol. La energía y la luz del hígado son elaboradas por nuestra conciencia. Sin sol no hay vida. Tampoco puede haber vida sin hígado. Por eso se lo une con la primavera y con la madera. Con el amor, la vida, los brotes, la luz que provoca la lámpara de fuego y que nos libra de la oscuridad del invierno. Es el hígado el que hace que la semilla enterrada durante la temporada invernal salga a la luz y viva.

El hígado se relaciona con varias actividades emocionales, sobre todo con la depresión y la ira. La depresión o la ira prolongadas pueden debilitarlo. El mal funcionamiento hepático produce frecuentemente decaimiento e irritabilidad. Dos males endémicos de nuestra época: la violencia y la depresión, pueden estar ligados a las comidas grasosas o enlatadas, al alcohol, a los fármacos, tan difundidos hoy. Tal vez haya llegado el momento de exigir un cambio de alimentación para el bienestar, no sólo individual, sino social.

Un áspero y rudo samurai fue a ver a un pequeño monje.

—Monje —le dijo con una voz acostumbrada a que se le obedeciera al instante—, enséñame qué es el Cielo y qué es el infierno.

El monje miró al guerrero poderoso y replicó con el mayor de los desdenes:

—¿Enseñarte a ti sobre el Cielo y el infierno? Yo, a ti, no te puedo enseñar absolutamente nada. Eres sucio, hueles mal, tu espada está herrumbrada, eres una desgracia caminando, eres un oprobio para la clase samurai. Por favor, sal de mi vista, no puedo soportarte.

El samurai se puso furioso. Su cuerpo comenzó a temblar, su rostro enrojeció. Enmudecido de ira y de rabia desenvainó su espada, la elevó y se preparó para masacrar al monje.

—Esto es el infierno —le señaló el monje suavemente.

El samurai se quedó anonadado. La humildad y la compasión de ese pequeño hombre que había ofrecido su vida para enseñarle y demostrarle con el ejemplo qué era el infierno lo sobrepasaba. Despacio, envainó su espada, lleno de gratitud y de una repentina paz.

—Y esto es el Cielo —añadió el monje.

PRÁCTICA

◆ Siéntese en el suelo. Extienda las piernas y lleve la derecha a 45°. Doble la pierna izquierda, de manera que la planta del pie izquierdo se apoye sobre la parte interna del muslo derecho;

◆ exhalando estire sus brazos y manos como para tocar la punta de los pies de la pierna derecha. Inhale;

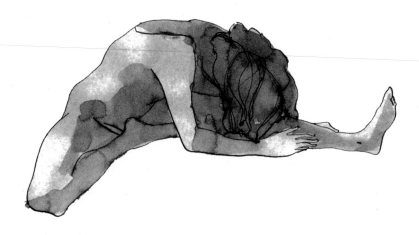

◆ al exhalar baje la cabeza como para alcanzar la rodilla derecha;

◆ quédese en esa postura, inhalando y exhalando. Visualice su hígado desalojando toxinas. Inspire profundamente y exhale por la boca cantando el sonido "SHÜ" (para pronunciar la ü ponga la boca para decir "u" y pronuncie una "i"). Este es el sonido que recomiendan los maestros taoístas para tonificar el hígado;

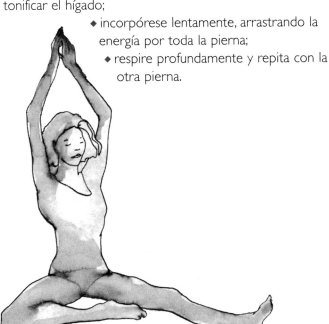

◆ incorpórese lentamente, arrastrando la energía por toda la pierna;

◆ respire profundamente y repita con la otra pierna.

VARIACIÓN

◆ Los tres primeros pasos son iguales;

◆ Luego, quédese un instante abandonado sobre la pierna estirada;

◆ incorpórese con los brazos bien extendidos por arriba de la cabeza;

◆ quédese allí imaginando que la caja de costillas se separa de los órganos internos;

◆ visualice cómo se libera especialmente el hígado;

◆ inclínese nuevamente sobre la pierna cantando "SHÜ";

◆ los pasos siguientes son idénticos al ejercicio anterior.

◆ De pie, extienda los brazos a los costados del cuerpo, a la altura de los hombros y con las palmas hacia arriba;

◆ mire fijamente los dedos de la mano derecha;

◆ acerque la mano derecha al hombro derecho, siempre haciendo foco con la mirada en los dedos que se acercan;

◆ descanse;

◆ repita lo mismo con el brazo y la mano izquierdos.

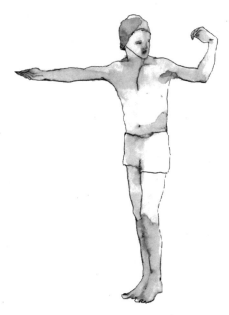

◆ Sentado. Frote las palmas de las manos hasta sentir que están calientes;

◆ apóyelas sobre los ojos y perciba que la energía de las manos le da fuerza a los ojos.

◆ De pie. Levante los brazos por encima de la cabeza y muévase hacia un costado y otro con flojedad;

◆ Visualice las costillas que se estiran hacia arriba, las axilas que también se estiran;

◆ las rodillas –usted ya lo sabe– siempre flojas, flexibles, tratadas con dulzura, sin rigidez;

◆ sienta la columna vertebral flexible, que se arquea hacia un lado y hacia el otro. Haga este movimiento por un par de minutos. Descanse.

◆ Ahora, elija el árbol que más le gusta. Recuerde su color, sus hojas, sus tallos, su forma, el sonido del viento entre sus ramas, su sombra generosa en el verano;

◆ poco a poco empiece a sentir que usted es ese árbol: sus pies son las raíces, su tronco, la columna del árbol y con los brazos flexibles, elevados por encima de la cabeza, "forme" la copa;

◆ sienta que una brisa suave comienza a mover el árbol. Esa brisa es agradable. Sonría. Ahora es un poco más fuerte. Sonría más. El árbol, es decir usted, se mece alegremente como si estuviera bailando con el viento. Ahora el viento cambia ligeramente de dirección. Inclínese con el viento. Haga eso durante un par de minutos. Descanse.

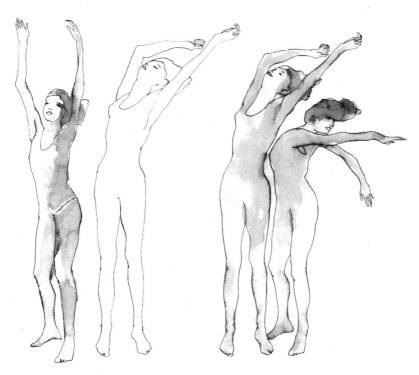

No es necesario, pero si tiene un espíritu indagador observe los cambios entre la primera forma y la segunda forma del ejercicio y sienta la diferencia. Puede establecer variaciones: un día elija ser un pino que intenta jugar con los pájaros que vuelan alto y otro día, un sauce que junto a un río se inclina hasta el suelo para enjuagar sus hojas en el agua. Moviendo los brazos en redondo imagine que es un ciruelo lleno de flores que se caen al menor viento. Por lo tanto sus movimientos serán en cámara lenta.

Atención: no pregunte "cómo se hace", porque no existe un "cómo". No hay reglas ni fórmulas ni modelos a imitar. Como usted lo haga será perfecto. Solamente hágalo y no se juzgue.[2]

---

2 Al finalizar este capítulo es conveniente aclarar que ya el Dr. Luis A. Chiozza, en su libro *Psicoanálisis de los trastornos hepáticos*, relacionó el mito de Prometeo con el hígado.

CAPÍTULO 6

Fume compadre

"Fume y charlemos y mientras fuma recordemos."
Nubes de Humo
Romero y Joves

Para planear el viaje que íbamos a hacer juntos a la India, Mátaji Indra Devi, mi adorada maestra y además una personalidad reconocida en todo el mundo del Yoga, me invitó a almorzar a la casa donde se hospedaba en pleno centro de Buenos Aires.

Yo había estado trabajando intensamente y sólo tenía ganas de dormir. En esa época mi dolor en el hombro, debido a la artrosis cervical, era muy agudo. Había caído en una profunda depresión y por entonces fumaba mucho. Muchísimo. Llegué cansado y me recriminé por haber hecho ese compromiso pues sólo quería descansar. Pero fue suficiente con ver a Mátaji, recibir su abrazo cálido y prolongado para sentirme bien. Mátaji tenía ese poder, una energía muy contagiosa que impulsaba el ánimo de cualquiera para arriba, con el simple contacto. Su abrazo, célebre por cierto, tenía ese poder de derribar el cansancio y contagiar fuerza y energía. Todo lo anecdótico desaparecía: el dolor de piernas, la pesadez de los ojos, el cansancio en los hombros, la tristeza. Y su lugar lo ocupaba una sensación de bienestar, de lucidez. Reaparecían las ganas: de salir a pasear, de comer, de conversar, de reír. La vida volvía a ocupar el protagonismo que el estrés cotidiano oscurecía. Su abrazo era un bálsamo.

Comimos en medio de una conversación muy animada. Antes de terminar llegó una mujer que hacía poco había perdido a un hijito. Mátaji había ido al velatorio, había abrazado a la mujer envuelta en llanto y le había hablado. La consoló diciéndole que nadie moría en la víspera, que los caminos venían señalados desde lejos y que, en ese momento, el niño todavía contemplaba este mundo y estaba sufriendo intensamente por el dolor y el llanto de la madre, sin poder intervenir. La madre se recuperó. Dejó de lado la oscura idea de matarse que la rondaba y encontró un verdadero alivio en las palabras de Mátaji y, en mi opinión, en su abrazo tan humano.

Mátaji se disculpó conmigo y se dedicó a la mujer. Yo me escabullí a la cocina para fumar un cigarrillo. Cuando estaba dando mis golosas pitadas, llegó Mátaji que también se había escabullido de los interminables agradecimientos e iba a buscarme. Al verla me sentí inquieto, sin saber qué hacer con el cigarrillo. Ella me miró con sus intensos ojos azules casi transparentes y me dijo: Ah, ¡usted todavía fuma! —culpable bajé los ojos y ella continuó—. Fume tranquilo. Es peor el DESEO que el CIGARRILLO.

Sus palabras fueron una gran enseñanza. A partir de entonces comencé a reflexionar sobre mi deseo de fumar y recordé el primer cigarrillo de mi vida: un gusto muy feo, casi inaguantable. Pero insistí hasta acostumbrarme. Yo había optado por el cigarrillo porque quería parecer "mayor", más "responsable", más "personal", y me había identificado con esos actores que en una situación tensa, siempre encendían parsimoniosamente un cigarrillo.

Obviamente yo no deseaba fumar, deseaba otras cosas. Pero el deseo de la industria tabacalera de tener más clientes se había deslizado sin saber cómo en mi mente y fumar parecía un deseo propio. También reflexioné sobre la actitud tolerante de Mátaji. No me había juzgado, sino que me había comprendido. Entonces le pregunté qué podía hacer para dejar de fumar.

—No haga ningún esfuerzo de voluntad —me dijo—. No sirve en este caso, porque cada vez que su mente se diga "voy a dejar de fumar", va a tener ganas de encender un cigarrillo. Tiene que hacer "pranayama", ejercicios de respiración. Aunque, en realidad, el pranayama es muy peligroso y hay que evitarlo.

Por esa época yo todavía pensaba que el yoga encerraba secretos, misterios, enseñanzas prohibidas y mágicas que de alguna manera me serían develadas. Pensé que ésa era mi oportunidad y, bajando la voz, pregunté:

—¿Por qué el pranayama es peligroso?

Ella me miró sorprendida.

—Me lo dijo mi maestro Sri Krishnamacharya —fue toda la respuesta de Mátaji.

Allí recibí otra lección sobre la diferencia entre Oriente y Occidente; la palabra del maestro le era suficiente. En Occidente, en cambio, la palabra del maestro tiene que ir acompañada de fundamentos, razones, causas para que nos convenza. A ella le había bastado que su maestro le dijera que el pranayama no había que practicarlo porque era peligroso para que no hablara más del asunto. Poco después, en nuestro viaje a la India, tuve el honor de conocer a Sri Kryshnamacharya, que en ese momento cumplía 100 años. Por lo que pude conversar con su hijo, el gran maestro Sri Desikachar, deduje que existe un pranayama esotérico que es el que no se puede practicar, si no es con la guía de un maestro con el mayor cuidado y seriedad posible.

Un viejo libro de pranayama da ejemplos increíbles:

"Saque la lengua hacia adelante de modo que sobresalga un poco de los labios. Pliegue la lengua en forma de tubo. Absorba el aire por la boca con un sonido sibilante "si". Retenga el aliento tanto como le fuere posible pero con comodidad. Después exhale lentamente por ambas fosas.

"Practique esto diariamente una y otra vez, por la mañana de 15 a 30 veces. El ejercicio podrá hacerlo sentado, caminando o de pie."

Hasta aquí, una excelente práctica. Lo que sigue es, por lo menos, dudoso.

"Este pranayama purifica la sangre, disipa la sed y mitiga el hambre; enfría el organismo, destruye el Gulma (dispepsia crónica), el Pliha (la inflamación proveniente de enfermedades crónicas), la fiebre, la tisis, la indigestión, los desórdenes biliares, la flema, anula los efectos del envenenamiento, mordeduras de serpientes, etcétera.

"Cuando se hallare en medio de una jungla, donde le resultare imposible obtener agua, y cuando se hallare sediento, practique este pranayama: de inmediato la sed desaparecerá. Al que practicare con regularidad este pranayama no le afectará ni la mordedura de la serpiente ni el aguijón del escorpión. El practicante adquiere el poder de arrojar su piel y el de soportar las privaciones de aire, agua y alimento y es una prueba fehaciente contra toda suerte de inflamaciones y fiebres".

Les aseguro que no es necesario enfrentarse con una serpiente en una jungla para probar la eficacia de este ejercicio.

Practiqué durante un año yoga, acupuntura y prudentemente, como es de imaginar, pranayama y seguí fumando tranquilamente como me ordenó Mátaji, pues lo que debía eliminar era el deseo, no el cigarrillo.

En su época, Sri Krishamacharya llamó la atención de científicos internacionales, porque lograba detener su corazón a voluntad. El movimiento cardíaco, como todas las actividades automáticas del cuerpo, está coordinado y regulado por nuestro cerebro primitivo, llamado reptil. A este cerebro luego se le fueron incorporando otros hasta llegar a la corteza que es el cerebro más moderno. Volveremos a este punto en el Capítulo 9. Existen conexiones muy vivas entre los distintos cerebros. Para entender científicamente la capacidad de Sri Krishnamacharya se puede trazar una hipótesis:

Sri Krishnamacharya lograba abrir los canales de comunicación intercerebrales y acceder al cerebro primitivo para recuperar la tarea de hacer "consciente" una función que hacía millones de años se había convertido en automática. Su corazón se detenía "completamente" según los instrumentos de aquella época; es de suponer que la detención no era total, que seguía vibrando un pálido destello de vida, lo que hace de esta experiencia algo aún más fascinante. Tal vez no sea posible desmenuzar científicamente el proceso de lo que lograba este Gran Maestro, pero desde ya podemos hablar, al menos, de una gran concentración. Esta se empieza a lograr con pranayama.

PRÁCTICA

- ◆ De pie, inhale lentamente mientras con las yemas de los dedos golpetea suavemente el pecho;
- ◆ retenga unos segundos, mientras golpetea el pecho con las palmas de las manos;
- ◆ deje de golpetear y exhale vigorosamente con el sonido "s" o "f".
- ◆ Repita varias veces.

◆De pie, erguido pero relajado. Inhale abriendo los brazos;

◆ reteniendo, extienda los brazos hacia adelante con las palmas de las manos para abajo. Como si fuera una tijera lleve la mano de abajo para arriba y viceversa, varias veces, con cierto brío;

◆ exhale por la nariz, dejando caer los brazos a los costados del cuerpo.

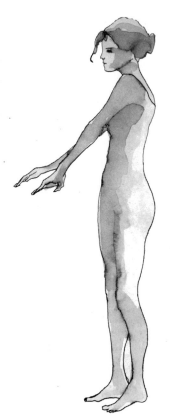

LA CONEXIÓN HÚNGARA

Recuerdo perfectamente el día en que dejé de fumar. Fue un fin de semana largo de otoño. Una amiga me invitó a su casa de campo a saborear un plato preparado a la usanza de su Hungría natal, con muchas especias y bastante picante. Era delicioso.

A la mañana siguiente, sin embargo, me sentí mal y pensé que tenía problemas digestivos. Me notaba pesado, con desgano. Encendí mi primer cigarrillo del día y sentí un gusto horrible. Lo apagué. Durante todo el día le sentí feo gusto a los cigarrillos que prendía y, de inmediato, los apagaba. En ese momento se me ocurrió pensar que tal vez había dejado de fumar. Me lo decía entre asombrado y escéptico. Los cigarrillos tenían el mismo feo gusto de los primeros que había fumado en mi vida. Esos primeros cigarrillos que suelen producir tos, desagrado y hasta, a veces, náuseas. No lo podía creer. Había estado fumando demasiados años y había dejado infructuosamente demasiadas veces. Pero esta vez mi mente tenía otro dato: respetarme el gusto. De manera que me dije que si el cigarrillo me resultaba desagradable lo apagaría sin caer en el ataque de la pequeña avaricia de decirme: "ya que está prendido lo termino", porque advertí que con la menor insistencia volvería al hábito. La decisión consistió en respetar mi deseo.

Han pasado más de diez años y nunca he deseado fumar de nuevo ni extrañé el cigarrillo; no hice ningún esfuerzo por abandonarlo. Desapareció el deseo y si no fuera porque en estos largos años me dediqué a investigar mucho sobre el tema, creería que fue algo mágico.

Lo que me ocurrió a mí puede sucederle a cualquiera, no sólo con el cigarrillo, sino también con otras adicciones. Pienso que, efectivamente, lo que llamamos "fuerza de voluntad" muchas veces nos juega en contra, como decía Mátaji, y que debemos apoyarnos en otros estímulos para cambiar conductas que no deseamos.

¿Cómo sucedió?

Durante mucho tiempo pensé que una vez purificados, los pulmones volvían al punto del comienzo y al igual que para los bebés o los perros, el cigarrillo volvía a tener el mal gusto del principio. Esto ocurrió, por supuesto, porque cuando uno aprende a respirar con los músculos abdominales, los pulmones tienen espacio para que el aire los "enjuague" completamente, por así decir. El cuerpo tiene una membrana que lo divide por el medio y que tiene forma de cúpula. Es un músculo que se llama diafragma. Cuando se adelantan los abdominales, ese músculo desciende y la base del pecho tiene mayor amplitud. El aire inhalado, que es lo único que los "limpia", llega hasta el piso de los pulmones.

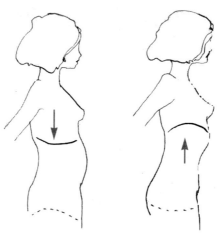

Esto se llama respiración consciente y es cansadora, por eso se empieza por unas pocas (cinco) para luego ir haciendo más por cada ciclo. Al inhalar es imprescindible hacerlo por la nariz, muy delicadamente para que el aire también ascienda hasta el cerebro y estimule las glándulas craneales. La forma de inhalar nos recuerda el acto de aspirar el perfume de una flor. La conexión nariz-cerebro se advierte claramente cuando a una persona desmayada se le acerca un algodón con alcohol y se recupera de inmediato.

Cuando respiramos correctamente no hacemos ruido, la respiración es silenciosa, porque hay que hacerlo sin forzar, con placer, esbozando una sonrisa. El aire entra por la nariz. Parte va al cuerpo y parte, al cerebro; luego retenemos un instante como para que el oxígeno haga su trabajo de limpieza y purificación; luego, también por la nariz, sacamos el aire lentamente, largamente, empujando con los abdominales hasta que salga todo.

PRÁCTICA

◆ De pie, respire elevando los brazos poco a poco;

◆ inhale y eleve un poco los brazos;

◆ exhale y baje los brazos;

◆ inhale y eleve los brazos un poco más;

◆ exhale, bajándolos;

◆ inhale, elevando los brazos un poco más;

◆ exhale, bajándolos;

◆ así, hasta llegar con los brazos arriba de la cabeza;

◆ imagine que sus brazos son las alas de un pájaro, que las va moviendo para remontar vuelo. Deje las manos y las muñecas muy flojas, como si se movieran con el aire.

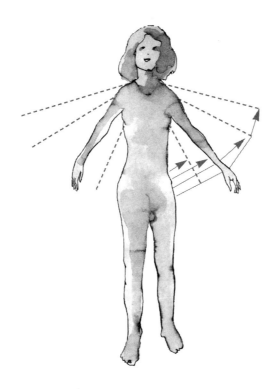

TODO CAMBIA

Hay dos cosas que debemos tener presentes:

Nuestro cuerpo se modifica y cambia cotidianamente, elaborando células nuevas para nuestros huesos, nuestros músculos, nuestros órganos. No somos una escultura congelada. Cuando, por un accidente, se fractura un hueso, basta un yeso o unas tablillas para que se suelde. Nuestro organismo produce las células necesarias para ese hueso en particular, y el sistema es muy delicado; no equivoca tareas, no se confunde entre los millones de células diferentes que se crean permanentemente y envía aquellas específicas que se necesitan. Lo mismo sucede cuando debe cicatrizar una herida.

La renovación del cuerpo produce una capa estomacal interna enteramente nueva cada cinco días. Los huesos se renuevan cada noventa días; las células de la piel tardan cinco semanas en cambiar; el tejido adiposo se modifica por completo cada tres semanas. El Dr. Deepak Chopra dice: "Uno parece ser el mismo por fuera; sin embargo es como un edificio cuyos ladrillos fueran continuamente reemplazados por otros". El cuerpo es como un río que fluye y no se detiene jamás, excepto en la muerte. Nunca es el mismo para poder ser el mismo.

Digo esto porque existe una tendencia a no contar con la actividad de nuestro organismo y a veces se oye decir "se me gastó tal parte del cuerpo", como si esta parte estuviera muerta. El Dr. Albert Schweitzer, un sabio que se radicó en el África para trabajar humanitariamente con gente que nunca había visto un médico, dijo: "El brujo curandero (de las tribus) tiene éxito por la misma razón que tiene éxito el médico diplomado. Cada paciente lleva dentro de sí su propio doctor. Vienen a nosotros sin saber que eso es lo que los cura. Lo mejor que podemos hacer los médicos diplomados es darle una oportunidad de trabajar al médico que está dentro de cada paciente".

Para que ese médico interno trabaje adecuadamente hay que permitirle que se concentre en su tarea y no distraerlo con otros problemas: si está solucionando una cuestión ósea es conveniente no ofrecerle más trabajo ingiriendo comidas pesadas o haciendo trabajos cansadores, pues tanto la digestión como la recuperación de la fatiga lo alejarán de su tarea principal. Lo ideal es aprender a relajarse, porque en ese estado las energías autocurativas circulan con libertad y en abundancia.

DROGAS INTERNAS

La otra cosa que debemos recordar siempre es que nuestro cuerpo es una farmacia en donde están todos los remedios, drogas, venenos y antídotos habidos y por haber. Nuestro cuerpo produce analgésicos, estimulantes, drogas que despiertan la imaginación y otras que la apagan. Remedios para cardíacos y hasta ansiolíticos similares al *Valium*. La capacidad interna para producir drogas es increíble. Estas pueden llamarse a veces hormonas, a veces neurotransmisores o sustancias mensajeras. Hasta 1975 se conocían sólo cinco. En los diez años siguientes se observaron docenas de ellas y se supone que existen más de cien y que no siempre trabajan individualmente sino que se complementan, aumentando notablemente el número con las combinaciones posibles.

A cada pensamiento y a cada emoción le corresponde una sustancia química específica que nuestro cuerpo produce. Desde la concentración para el estudio, al deseo sexual o a un ataque de ira, todos tienen su equivalente material en diferentes drogas internas. El miedo, la tranquilidad, la decisión de atacar o huir o la fantasía más ardiente están conectados a la mayor o menor secreción de esas drogas internas, tanto como la relajación, la creatividad, la pasión, la ambición, la depresión, la religiosidad, la nostalgia, la felicidad. ¡De modo que dentro nuestro existe la droga de la felicidad!

En un principio se creyó que las sustancias eran elaboradas exclusivamente por el cerebro pero, con el tiempo, se comprobó que todo el cuerpo participa en su creación. Incluso se ha descubierto, por ejemplo, que si bien el páncreas produce insulina, el cerebro es también capaz de fabricarla. Hay datos que informan de personas insulino-dependientes que han disminuido su dosis practicando yoga y relajación. El cuerpo trabaja íntegramente, como una trama. Esto explica, a los occidentales, que un adulto que tiene paperas en la garganta pueda correr riesgos de infertilidad, que un ataque de hepatitis se vea en los ojos amarillos, o que las cantantes líricas cambien su registro durante la menstruación.

Volvamos al tema de cómo dejé de fumar. Tenemos dentro una sustancia muy similar a la nicotina que nuestro cuerpo deja de producir cuando se la suministramos externamente al fumar. Esa es la razón por la que hay que abandonar el deseo y no el cigarrillo, porque si dejamos de fumar, dejamos de proveer esa sustancia y como además nuestro organismo aún no la produce, aparece la típica desesperación del adicto: el ataque de abstinencia.

A veces una gran emoción pone en funcionamiento la producción de esa droga interna llamada acetilcolina, que está directamente conectada con la buena o mala memoria, con la disposición a una charla relajada y a recordar viejos tiempos: "Fume, compadre/ fume y charlemos y, mientras fuma, recordemos", dice el tango. Todos conocemos a alguien que, después del susto tremendo de un gran ahogo pudo dejar de fumar de un día para otro. Hay casos en que la emoción de tener un hijo o un gran amor logran lo mismo. En mi caso, entiendo que con la paciencia de trabajar la respiración profunda y lenta con las posturas de yoga y la acupuntura, que por entonces practicaba, llevaron a mi cuerpo a producir mi propia nicotina y a no necesitar más la del cigarrillo.

TRABAJO CORPORAL PARA LIMPIAR LOS PULMONES

♦ De pie, una las manos atrás;
♦ inhale, estirando los brazos como si los codos quisieran unirse y echando la cabeza hacia atrás;
♦ exhale y aflójese;
♦ repita 6 veces.

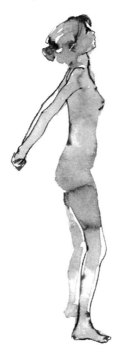

♦ Con los brazos relajados y las manos cruzadas a la altura de la pelvis, inhale lenta y profundamente;

◆ lleve los brazos al costado y atrás, abriendo el pecho y exhalando con un suspiro audible.

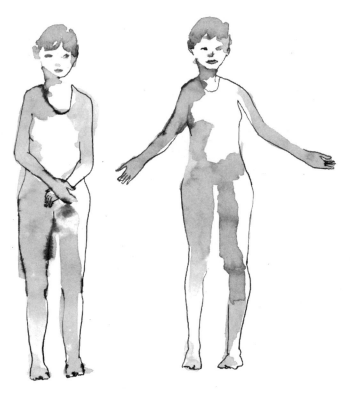

La acetilcolina es una droga interna de la que dependen nuestra inteligencia, nuestra concentración y nuestra memoria. Por eso cuando se carece de esta sustancia puede aparecer la enfermedad de Alzheimer. Está presente en todo el cuerpo y entre sus variadas funciones encontramos la de enviar la orden de movimientos a cada músculo del rostro. El curare, un veneno usado por los indios del amazonas en sus flechas, aniquila la acetilcolina en forma muy rápida de modo que paraliza los músculos encargados de la respiración y el herido muere por asfixia.

La acetilcolina es la sustancia más importante de la corteza cerebral en las zonas donde se elabora y almacena la información para los procesos intelectuales complejos. Esta sustancia trabaja doblemente: por un lado ayuda a la concentración y, de manera simultánea, produce un efecto calmante en el cuerpo.

A su vez, las manos están íntimamente conectadas con el cerebro. Siempre ha llamado la atención la memoria extraordinaria de ancianos concertistas o de directores de orquesta que son capaces de interpretar durante horas en concierto sin dificultades. Por lo que se supone que los ejercicios de brazos y manos pueden estimular la producción de acetilcolina.

PRÁCTICA

1- Una rítmicamente el pulgar con cada uno de los otros dedos: índice, mayor, anular, meñique. Hágalo simultáneamente con ambas manos, en ese orden: índice, mayor, anular, meñique. Hágalo con un ritmo cada vez más rápido. Esta experiencia hace que se enciendan distintos centros de la corteza cerebral como si fuera una pequeña trama de luces con un dibujo acorde al ejercicio.

2- Una vez que realizó este ejercicio entre unas 15 y 20 veces, cambie el sentido, es decir, una el pulgar primero con el meñique y continúe por el anular, el mayor y el índice. Hágalo cada vez más rápido, unas 15 o 20 veces. Esta nueva forma de ejercitar los dedos de la mano, enciende otras luces en la corteza cerebral y, por lo tanto, enriquece el dibujo anterior.

Cuando Richard Nixon en 1972 viajó a China, en su comitiva iba el famoso columnista del New York Times, James Reston. Éste, al llegar a Beijing, tuvo que ser operado urgentemente de apendicitis. Ocurrió algo curioso: en el hospital lo anestesiaron con una única aguja de acupuntura, sin usar ninguna droga.

Naturalmente, Reston luego contó esta experiencia en su columna periodística, lo que motivó que los científicos norteamericanos comenzaran a investigar hasta descubrir las endorfinas, hormonas que están conectadas con los relojes biológicos internos.

Es interesante observar que a nuestra mente racional le llevó miles de años explicar científicamente algo que hasta ese momento tenía prácticamente categoría de superstición.

Contemporáneamente, Norman Cousins, editor de *Saturday Review*, comenzó a padecer una misteriosa enfermedad, cuya cura los médicos desconocían. Luego de infinitos estudios y tratamientos tentativos, Cousins, ante la sorpresa y la oposición de los facultativos, decidió hacerse cargo de su mal. Firmó todos los documentos necesarios para eximir de responsabilidad a los médicos y se encerró a reírse. Sí, durante varios meses no hizo más que mirar filmes del Gordo y el Flaco y de los hermanos Marx. Luego, minuciosas investigaciones revelaron que la letra H (inglesa) junto a una vocal, estimula la secreción de endorfinas. Paralelamente al regocijo de nuestro espíritu, con la comicidad de los artistas se produce un derrame interno de esas benditas hormonas curativas.

PRÁCTICA

Entonar HA, HE, HI, HO, HU.
O bien, reírse a carcajadas.

RESPIRACIÓN PURIFICADORA

♦ De pie o sentado, inhale por la nariz expandiendo el abdomen para permitir que el diafragma baje y el aire penetre en todo el pulmón;

♦ retenga y coloque los labios como si fuera a silbar o a dar un beso;

♦ exhale vigorosamente una parte del aire por los labios entreabiertos;

◆ retenga un momento más el aire restante;
◆ luego exhálelo de a poco.

RESPIRACIÓN PARA VIGORIZAR LOS NERVIOS

◆ De pie o sentado, inhale por la nariz expandiendo el abdomen para permitir que el diafragma baje y el aire penetre en todo el pulmón;
◆ retenga, mientras extiende los brazos hacia adelante. No los tensione, sólo manténgalos alzados;
◆ cierre las manos formando dos vigorosos puños:
◆ lleve los puños hacia los hombros, tensando paulatinamente los músculos y dándoles fuerza;
◆ con los músculos en tensión vuelva a la posición anterior;
◆ luego, exhale con fuerza por la boca, bajando los brazos;
◆ realice la respiración purificadora.

◆ De pie, con las piernas cómodamente separadas y las rodillas flexibles como siempre. Eleve los brazos al cielo;
◆ baje hacia adelante hasta apoyar las manos en la tierra;
◆ imagine que su cuerpo es una montaña. Concéntrese en la respiración. Sentirá cómo se aflojan las flemas de su pecho. En esta postura se invierte la posición habitual de los pulmones y es notable cómo se purifican.

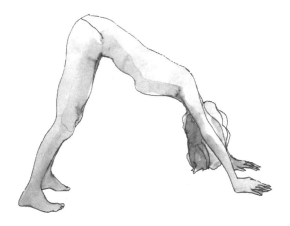

Atención: como la cabeza cae, si usted es hipertenso, puede que se sienta molesto. Siempre conviene consultar a su médico de cabecera para prevenir cualquier problema.

◆ Acostado, con las piernas juntas y estiradas, ubique sus manos debajo de los glúteos;

◆ al inspirar, apoyándose en los codos, eleve suavemente el pecho, arqueando la espalda y apoyando la coronilla en el suelo;

◆ respire en la postura un par de veces;

◆ con la exhalación relaje deslizando la nuca por el suelo.

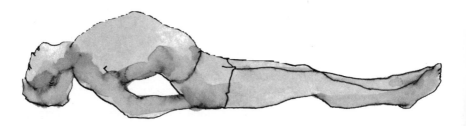

Atención: si tiene problemas de columna, consulte a su médico de cabecera.

VENTAJAS

Esta postura clásica del yoga se llama del pez, porque con ciertas variantes se flota perfectamente en el agua. Entre otros beneficios, ayuda a la glándula tiroides en su funcionamiento; estira y relaja la columna vertebral y la musculatura abdominal; ayuda a enderezar la espalda y, por supuesto, mejora la ventilación pulmonar y expande la caja torácica.

La panza es reina y el dinero, Dios

Quevachaché
E. S. Discépolo

Dula era lechero en un pueblo de la India. Aunque con su trabajo ganaba lo suficiente como para vivir bien y mantener a su familia con holgura, comenzó a sentir que lo que en realidad deseaba era una verdadera fortuna, riquezas que pudiera mirar y admirar en soledad. Al principio se dijo:

—Debo cambiar de trabajo, pues como lechero sólo viviré como hasta ahora.

Pero por más que pensó y pensó no encontró la tarea que le permitiera llegar a la altura de sus aspiraciones. Con el transcurrir de las semanas el deseo de Dula se fue transformando en una obsesión que no lo dejaba descansar. Así, una noche de esas en las que no podía dormir, apareció en su mente la manera en que podía acumular riqueza continuando con su trabajo de lechero. Aquella mañana Dula se levantó más temprano que de costumbre y con gran ansiedad puso en marcha su idea. Colocó en fila los jarros, como hacía todos los días, pero antes de verter en ellos la leche, puso en cada uno una pequeña cantidad de agua. De esta manera, ese día pudo vender once jarros en lugar de los diez que acostumbraba.

Como nadie notaba la diferencia, a los tres días Dula ya vendía doce y luego trece jarros, así hasta que llegó a duplicar su producción.

En poco tiempo Dula logró juntar 1.000 rupias, que repartió en dos bolsas de 500 rupias para poder esconderlas por separado en el bosque. Y hacia allí partió una tarde diciéndole a su familia que iba a buscar leña. Mas cuando Dula estaba cruzando el río, el cielo se oscureció y se desató una gran tormenta. El viento levantó las aguas, que se volvieron caudalosas y arremolinadas. Dula tuvo que luchar con todas sus fuerzas para que el río potente no lo devorara. Luego de casi una hora logró llegar a la orilla, jadeando y con su ropa hecha jirones. Ni bien se sentó a la vera se dio cuenta con horror de que una de sus bolsas se había ido corriente abajo. Tal era su desesperación que durante mucho tiempo no pudo dejar de llorar. Así lo encontró un Maestro que pasaba por allí.

—¿Qué te sucede? —le preguntó el sabio.

—El río me llevó una bolsa con 500 rupias.

—¿Acaso tú no eras el que vendía leche con agua?

—Sí, era yo —respondió Dula.

—Bueno, no debes asombrarte. El agua se ha llevado la mitad que le correspondía.

Cada parte y cada órgano del cuerpo corresponden a una determinada emoción y a una determinada problemática. El cuerpo es la expresión de la conciencia. Ciertos problemas mentales tienen su contrapartida corporal u orgánica que se conjuga con una predisposición específica.

En el cuerpo, igual que en las instalaciones eléctricas, existe lo que podríamos denominar "fusible", o sea un órgano que avisa cuando se produce un cortocircuito y que asume el aprendizaje en el plano corporal cuando la persona desatiende el problema psíquico que corresponde a ese órgano. Trasladando la situación a un piano, podemos pensar en un sonido inadecuado, un "la" desafinado, por ejemplo; la solución consistiría en tensar o aflojar una cuerda. De la misma manera, si el sentimiento de la codicia crece por encima de lo necesario, o de lo usual, podemos ayudar a que vuelva a su cauce aflojando o tonificando su órgano correspondiente. Para la sabiduría oriental el intestino grueso, junto con los pulmones, es un órgano vinculado al otoño. El otoño era la estación en que se acumulaban las provisiones para pasar el invierno: se hacían conservas, se preparaban dulces y escabeches, se juntaba leña, se guardaban granos y heno para los animales, etcétera. Ni más ni menos. Era una tarea delicada, porque si se quedaban cortos, sufrían la escasez y, si sobraba, había que tirar. ¿Para qué guardar pasto seco, cuando al llegar la primavera el pasto fresco brotaba nuevamente? Aquél se pudría, atrayendo a los roedores y demás parásitos. Pero la codicia llevaba a veces a no eliminar lo sobrante. La avaricia y la codicia residen en el colon.

Freud detectó que la avaricia está relacionada con las heces, el estreñimiento y el afán de retener. El acto de defecar es interpretado por el psicoanálisis como el acto de dar y regalar. El niño vive el acto de defecar como un despojo de algo interno, de una pérdida de algo de su propiedad, y que en los primeros meses de vida pone muy contenta o muy preocupada a su madre, con lo que esto se convierte en su primer arma para dominar una situación.

La sabiduría popular también asocia las heces con el dinero: como ser ensuciado por una paloma, pisar excrementos o el dicho más llano que afirma que alguien exitoso en los negocios "va al baño y defeca plata". Por otra parte, si bien el niño experimenta la defecación como una pérdida de algo que le es propio, las heces no manifiestan ninguna individualidad, a diferencia de un juguete, por ejemplo, cuando él dice "el trencito amarillo es mío". El dinero también es algo precioso y valorado por los adultos y tampoco tiene ninguna identificación con sus poseedores. Entonces se ve claramente la relación avaricia-estreñimiento, dinero-heces. Parece natural que este mal aqueje a mucha gente en el mundo en que vivimos, puesto que una persona que sufre de avaricia considera que su vida es más segura si se respalda en lo material, en desmedro de lo espiritual. El éxito en nuestra cultura de etiquetas rápidas y casilleros tranquilizadores se cifra en la cantidad de dinero que alguien tiene (es decir, la cantidad de heces). Recordemos que ÉXITo es por donde se sale del Paraíso, que Jesús dijo que al Paraíso entrarán más fácilmente los pobres y que a un rico le será tan difícil de pasar como difícil le es a un camello pasar por el ojo de una aguja.

Historia de Abdula, el mendigo ciego

... Había una vez un mendigo ciego que había jurado no recibir ninguna limosna que no estuviera acompañada por una bofetada. Un día, refirió al Califa su historia:

—Comendador de los Creyentes, he nacido en Bagdad. Con la herencia de mis padres y con mi trabajo, compré ochenta camellos que alquilaba a los mercaderes de las caravanas que se dirigían a las ciudades y a los confines de nuestro dilatado imperio.

Una tarde que volvía de Bassorah con mi recua vacía, me detuve para que pastaran los camellos; los vigilaba, sentado a la sombra de un árbol ante una fuente, cuando llegó un derviche que iba a pie a Bassorah. Nos saludamos, sacamos nuestras provisiones y nos pusimos a comer fraternalmente. El derviche, mirando mis numerosos camellos, me dijo que no lejos de ahí, una montaña recelaba un tesoro tan infinito que aun después de cargar de joyas y de oro los ochenta camellos, no se notaría mengua en él. Arrebatado de gozo me arrojé al cuello del derviche y le rogué que me indicara el sitio, ofreciendo darle en agradecimiento un camello cargado. El derviche entendió que la codicia me hacía perder el buen sentido y me contestó:

—Hermano, debes comprender que tu oferta no guarda proporción con la fineza que esperas de mí. Puedo no hablarte más del tesoro y guardar mi secreto. Pero te quiero bien y te haré una proposición más cabal. Iremos a la montaña del tesoro y cargaremos los ochenta camellos; me darás cuarenta y te quedarás con otros cuarenta, y luego nos separaremos, tomando cada cual su camino.

Esta proposición razonable me pareció durísima; veía como un quebranto la pérdida de los cuarenta camellos y me escandalizaba que el derviche, un hombre harapiento, fuera no menos rico que yo. Accedí, sin embargo, para no arrepentirme hasta la muerte de haber perdido esa ocasión.

Reuní los camellos y nos encaminamos a un valle, rodeado de montañas altísimas, en el que entramos por un desfiladero tan estrecho que sólo un camello podía pasar de frente.

El derviche hizo un haz de leña con las ramas secas que recogió en el valle, lo encendió por medio de unos polvos aromáticos, pronunció palabras incomprensibles y vimos, a través de la humareda, que se abría la montaña y que había un palacio en el centro. Entramos, y lo primero que se ofreció a mi vista deslumbrada fueron unos montones de oro sobre los que se arrojó mi codicia como el águila sobre la presa, y empecé a llenar las bolsas que llevaba.

El derviche hizo otro tanto; noté que prefería las piedras preciosas al oro y resolví copiar su ejemplo. Ya cargados mis ochenta camellos, el derviche, antes de cerrar la montaña, sacó de una jarra de plata una cajita de madera de sándalo que, según me hizo ver, contenía una pomada, y la guardó en el seno.

Salimos; la montaña se cerró; nos repartimos los ochenta camellos y valiéndome de las palabras más expresivas le agradecí la fineza que me había hecho; nos abrazamos con sumo alborozo y cada cual tomó su camino.

No había dado cien pasos cuando el numen de la codicia me acometió. Me arrepentí de haber cedido mis cuarenta camellos y su carga preciosa, y resolví quitárselos al derviche, por buenas o por malas. El derviche no necesita esas riquezas —pensé—; conoce el lugar del tesoro; además, está hecho a la indigencia.

Hice parar mis camellos y retrocedí corriendo y gritando para que se detuviera el derviche. Lo alcancé.

—Hermano —le dije—, he reflexionado que eres un hombre acostumbrado a vivir pacíficamente, sólo experto en la oración y en la devoción, y que no podrás nunca dirigir cuarenta camellos. Si quieres creerme, quédate solamente con treinta; aun así te verás en apuros para gobernarlos.

—Tienes razón —me respondió el derviche—. No había pensado en ello. Escoge los diez que más te acomoden, llévatelos y que Dios te guarde.

Aparté diez camellos que incorporé a los míos; pero la misma prontitud con que había cedido el derviche, encendió mi codicia. Volví de nuevo atrás y le repetí el mismo razonamiento, encareciéndole la dificultad que tendría para gobernar los camellos, y me llevé otros diez. Semejante al hidrópico que más sediento se halla cuanto más bebe, mi codicia aumentaba a la condescendencia del derviche. Logré, a fuerza de besos y de bendiciones, que me devolviera todos los camellos con su carga de oro y de pedrería. Al entregarme el último de todos, me dijo:

—Haz buen uso de estas riquezas y recuerda que Dios, que te

las ha dado, puede quitártelas si no socorres a los menesterosos, a quienes la misericordia divina deja en el desamparo para que los ricos ejerciten su caridad y merezcan, así, una recompensa en el Paraíso.

La codicia me había ofuscado de tal modo el entendimiento que, al darle gracias por la cesión de mis camellos, sólo pensaba en la cajita de sándalo que el derviche había guardado con tanto esmero.

Presumiendo que la pomada debía encerrar alguna maravillosa virtud, le rogué que me la diera, diciéndole que un hombre como él, que había renunciado a todas las vanidades del mundo, no necesitaba pomadas.

En mi interior estaba resuelto a quitársela por la fuerza, pero, lejos de rehusármela, el derviche sacó la cajita del seno, y me la entregó.

Cuando la tuve en las manos, la abrí; mirando la pomada que contenía, le dije:

—Puesto que tu bondad es tan grande, te ruego que me digas cuáles son las virtudes de esta pomada.

—Son prodigiosas —me contestó—. Frotando con ella el ojo izquierdo y cerrando el derecho, se ven distintamente todos los tesoros ocultos en las entrañas de la tierra. Frotando el ojo derecho, se pierde la vista de los dos.

Maravillado, le rogué que me frotase con la pomada el ojo izquierdo.

El derviche accedió. Apenas me hubo frotado el ojo, aparecieron a mi vista tantos y tan diversos tesoros, que volvió a encenderse mi codicia. No me cansaba de contemplar tan infinitas riquezas, pero como me era preciso tener cerrado y cubierto con la mano el ojo derecho, y esto me fatigaba, rogué al derviche que me frotase con la pomada el ojo derecho, para ver más tesoros.

—Ya te dije —me contestó— que si aplicas la pomada al ojo derecho, perderás la vista.

—Hermano —le repliqué sonriendo— es imposible que esta pomada tenga dos cualidades tan contrarias y dos virtudes tan diversas.

Largo rato porfiamos; finalmente el derviche, tomando a Dios por testigo de que me decía la verdad, cedió a mis instancias. Yo cerré el ojo izquierdo, el derviche me frotó con la pomada el ojo derecho. Cuando los abrí estaba ciego.

Aunque tarde, conocí que el miserable deseo de riquezas me había perdido y maldije mi desmesurada codicia. Me arrojé a los pies del derviche

—Hermano —le dije—, tú que siempre me has complacido y que eres tan sabio, devuélveme la vista.

—Desventurado —me respondió—, ¿no te previne de antemano y no hice todos los esfuerzos para preservarte de esta desdicha? Conozco, sí, muchos secretos, como has podido comprobar en el tiempo que hemos estado juntos, pero no conozco el secreto capaz de devolverte la luz. Dios te había colmado de riquezas que eras indigno de poseer; te las ha quitado para castigar tu codicia.

Reunió mis ochenta camellos y prosiguió con ellos su camino, dejándome solo y desamparado, sin atender a mis lágrimas ni súplicas. Desesperado, no sé cuántos días erré por esas montañas; unos peregrinos me recogieron.

del libro Las Mil y Una Noches

El intestino grueso se inicia en una bolsa justamente llamada ciego, a donde va a parar el líquido de desechos que arroja el intestino delgado (jugo entérico) y de la que sale un pequeño cuerpo, parecido a una lombriz: el apéndice. No se sabe con seguridad cuál es la función del apéndice: algunos datos indican que puede tener una intervención menor en la inmunidad, por la clase de tejido que contiene; otra lectura señala que es un intestino en miniatura, cuyo interior es una réplica del colon; otros afirman que contribuye al movimiento peristáltico del intestino grueso. Este movimiento es el que conduce los desechos de la digestión hacia arriba, luego en dirección horizontal y finalmente hacia abajo, hasta su evacuación, absorbiendo el resto acuoso y el jugo intestinal y convirtiendo los detritus en materia fecal. Los desechos que llegan al colon después de doce o dieciocho horas son muy tóxicos. Por tal razón, sus paredes se encuentran revestidas por una capa de mucosa densa para que el resto del cuerpo no se contamine.

Como nuestros hábitos alimentarios son muy malos, el cuerpo, para defenderse, hace que las paredes del colon sean más y más espesas para mayor protección, de modo que el conducto se va estrechando. Esto dificulta la evacuación de los residuos tóxicos y permite que distintos desechos queden incrustados en las paredes. Desde tiempos muy antiguos la práctica de enemas o lavaje intestinal ha sido muy útil a la hora de limpiarlas. Hoy existe una versión más moderna que se llama tratamiento colónico.

La medicina china asocia muchos problemas a los desórdenes digestivos: desde dolor de hombros y cuello hasta la sinusitis. Aseguran que para descongestionar los senos frontales es preciso desbloquear el intestino grueso. A principios del siglo XX el Dr. J. Tilden en Denver, Colorado, tuvo la idea de tratar la neumonía con lavajes intestinales y diferentes ayunos controlados. Tuvo un éxito asombroso frente a una enfermedad que por entonces cobraba muchas vidas.

El bolo alimenticio es impulsado a lo largo de todo el intestino (unos siete metros de longitud) gracias al peristaltismo intestinal. Los músculos que se encuentran en las paredes del intestino se mueven empujando al bolo hacia el colon y luego hacia el recto. Estos músculos no dependen de nuestra voluntad sino que actúan automáticamente, pero están supeditados en gran medida a la actividad de los músculos voluntarios.

Además, la parte horizontal del colon está pegada al diafragma, que, ya sabemos, se pone en movimiento con la respiración profunda. De manera que una inteligente actividad física, acompañada de respiración profunda, puede estimular al intestino grueso ayudándolo para que no acumule elementos desechables y se despoje de lo innecesario.

PRÁCTICA

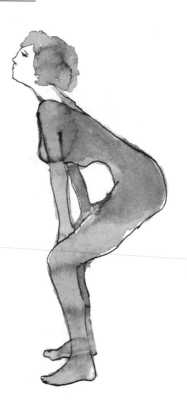

◆ De pie. Afloje las rodillas y coloque las manos sobre los muslos con los pulgares hacia adentro;

◆ inhale lenta y profundamente, expandiendo los músculos abdominales;

◆ exhale, hundiendo los músculos abdominales;

◆ cuando se quede sin aire, saque pecho y lleve hacia atrás la cabeza. Este movimiento produce una sensación de vacío, como si el abdomen se pegara a la columna vertebral;

◆ luego, afloje y respire normalmente.

OTRA VARIANTE MÁS ADELANTADA

◆ De pie. Afloje las rodillas y coloque las manos sobre los muslos, con los pulgares hacia adentro;

◆ inhale lenta y profundamente, expandiendo los músculos abdominales;

◆ exhale, hundiendo los músculos abdominales;

◆ retenga, abra el pecho y lleve la cabeza hacia atrás, fingiendo (no haciendo) una inhalación pectoral;

◆ en esa posición, sin aire, sacar y entrar la panza 3 o 4 veces;

◆ luego, aflojar, respirar normalmente y relajarse.

GATO DE PIE

◆ De pie. Con las rodillas flojas, apoye las manos en los muslos con los pulgares hacia adentro;

◆ saque simultáneamente hacia arriba cola y cabeza, hundiendo la columna vertebral;

◆ luego, como un gato enojado, arquee la columna hacia arriba;

◆ sacar hacia arriba cola y cabeza, hundiendo la columna.

◆ Repetir la sucesión de movimientos 4 o 5 veces.

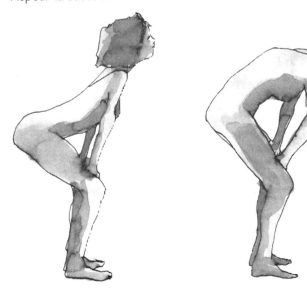

◆ Al despertarse todas las mañanas, aún recostado, lleve las rodillas al cuerpo;

 ◆ abrácelas y eleve la cabeza;

 ◆ estire los brazos y las piernas;

 ◆ repita varias veces, hasta llegar a 8.

 ◆ No es necesario llegar con la cabeza a las rodillas, lo que importa es la intención del movimiento.

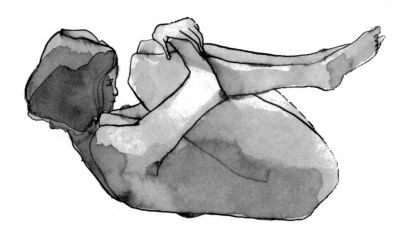

◆ Siéntese sobre los talones con las rodillas juntas, la columna erguida y las manos sobre los muslos;

 ◆ inhale, elevando los brazos bien arriba. Al retener, baje los brazos haciendo puños y ubíquelos en las ingles;

 ◆ exhale, bajando hasta que el pecho llegue a los muslos;

 ◆ repita un par de veces;

 ◆ descanse en la posición llevando los brazos hacia adelante o hacia atrás con las palmas hacia arriba.

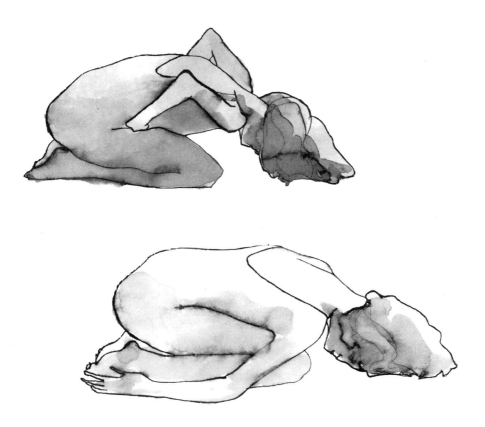

Hace mucho, mucho tiempo, cuando el mundo era joven, dos hermanos compartían un campo y un molino. Cada noche dividían equitativamente el grano de la molienda en que habían trabajado juntos durante el día. Ahora bien, sucedía que uno de los hermanos vivía solo; el otro tenía una esposa y una familia numerosa. Un día, el hermano soltero se dijo: "Realmente, no es justo que dividamos el grano en partes iguales. Yo me tengo sólo a mí mismo, pero mi hermano tiene hijos que alimentar". Así que, todas las noches, llevaba en secreto algo de su grano al granero de su hermano para que nunca le faltara.

Pero un día el hermano casado se dijo: "Realmente, no es justo que dividamos el grano en partes iguales, porque yo tengo hijos que me cuidarán y alimentarán cuando envejezca, pero mi hermano no tiene a nadie. ¿Qué va a hacer cuando sea viejo". Así que, todas las noches, secretamente, llevaba algo de su grano al granero de su hermano. En consecuencia ambos siempre encontraban que su provisión de grano, misteriosamente, volvía a aumentar cada mañana.

Pero una noche que los hermanos se encontraron a mitad de camino entre las dos casas, de pronto se dieron cuenta de lo que había estado sucediendo y se dieron un abrazo, con mucho amor. El cuento es que Dios fue testigo del encuentro y declaró: "Este es un lugar sagrado —un lugar de amor— y aquí es donde se construirá mi templo". Así se hizo. Este lugar sagrado, donde se conoce a Dios, es el lugar en el que los seres humanos se descubren mutuamente en amor.

CAPÍTULO 8

No hay aplazaos ni escalafón

"Hoy resulta que es lo mismo ser derecho que traidor"
Cambalache
E. S. Discépolo

El sistema inmunológico es como un segundo cerebro: para ejercer sus funciones emplea aprendizaje, memoria, reconocimiento, invención, creatividad, discernimiento, selección. Hoy, gracias a la difusión y a las investigaciones realizadas para luchar contra el S.I.D.A. (Síndrome de Inmunodeficiencia Adquirida), estamos muy familiarizados con este sistema cuyos órganos se encuentran dispersos por todo el cuerpo, como ocurre con el sistema nervioso. Las células del sistema inmunológico, llamadas linfocitos, se renuevan cada dos (!) días o poco más. Creo que la idea que tenemos de este sistema es la de un ejército organizado que, frente a la amenaza de una enfermedad, sale a luchar contra ella hasta vencerla. Es la visión tradicional que tenían los científicos. Ahora se ha ido un poco más allá. El cuerpo humano posee una identidad que opera a través del sistema inmunológico.

Todos tenemos ataques de ira o de miedo.

Pero, entre ataque y ataque, existe lo que se denominan "emociones de fondo". Pensemos en la tela de un pintor sobre la cual aparecen cada tanto distintos estallidos de color, los estallidos emocionales, pero la tela básica puede ser considerada nuestra identidad emocional. De la misma manera, se puede tener gripe y después una indigestión; ambas son exterminadas por nuestro sistema inmunológico. Pero, entre una y otra, ¿qué sucede con el sistema?

Las células del sistema inmunológico se unen, se separan, circulan, interaccionan entre sí, se potencian, se inhiben, se instruyen (cada dos días o poco más hay que aprender todo de nuevo). Cuando el sistema no está luchando en defensa de nuestra salud, trabaja en una construcción que puede ser considerada nuestra "identidad celular", en la que están impresas las energías, los conocimientos, las debilidades y todas las particularidades genéticas y adquiridas que nos hacen diferentes y únicos entre iguales. Esta visión científica es nueva y coincide con la sabiduría más antigua.

Durante las épocas de paz, el sistema inmunológico en sus recorridos permanentes va comunicando a todos los órganos del cuerpo, estableciendo una armonía entre sí. Hay circunstancias en las que los linfocitos pueden producir un tipo de endorfinas. Estas son las "morfinas-internas" que calman los dolores y tranquilizan y que normalmente son producidas por el cerebro. Esta es una prueba más de la rica complejidad de nuestro organismo que funciona como un "equipo" y no individualmente. Un linfocito puede convertirse en neurona a la distancia.

Ya vimos que cuando un hueso se quiebra, el sistema inmunológico se encarga de repararlo. Para ello debe recordar qué células se necesitan para soldarlo. El hecho de que no se equivoque enviando células cerebrales o hepáticas a ese hueso específico se debe a que todas las células se reconocen entre ellas, a tal punto que si se deseara pegar ese hueso con tejido ajeno, en principio sería rechazado.[1] Este rechazo comprueba el fuerte sentido de identidad del sistema inmunológico.

Tal vez por eso cuando uno se refiere a sí mismo lleva sus manos al pecho, en el sitio en donde se encuentra el timo, glándula esencial para la inmunidad. Para reconocer lo propio y lo ajeno hay que conocerse muy bien. "Conócete a ti mismo" (y volvemos una vez más a este sabio consejo). Sólo conociéndonos a nosotros mismos podemos determinar quién es nuestro enemigo y quién es nuestro amigo.

Me parece que vivimos un momento en que los enemigos no se distinguen con claridad. Las guerras, por ejemplo, cambiaron; antes había una línea que dividía a los unos y a los otros, ahora no. Hoy, una persona amable, atenta, hasta "enamorada" puede ser quien instala una bomba terrorista. Las oposiciones políticas también están desleídas, por no mencionar la oposición desarticulada entre el sistema capitalista y el comunista. Hasta algo tan simple como un cuadro de fútbol puede contar entre sus filas, gracias al dinero, a un goleador que antes era de otro club. Aún hoy se puede escuchar la frase "ponerse la camiseta", en referencia a ser leales y consecuentes con los colores del equipo al que pertenecemos. En realidad, esa frase se escucha cada vez menos.

Del mismo modo en que tratamos al enemigo con cordialidad superficial porque no estamos seguros de que lo sea y otro poco por las dudas de que cambien los vientos, así también tratamos a nuestro amigo, nivelando a ambos con una comunicación intrascendente y sin compromisos emocionales.

Por otra parte, no se puede vivir desconfiando de todo el mun-

---

1 No así un clavo, cuyas moléculas son totalmente desconocidas por el sistema.

do. Por eso, cuando la sospecha generalizada se hace muy intensa, la mejor manera de defendernos es la superficialidad. La misma que emplean los que viven en una gran ciudad y saben que no pueden tener contactos intensos con "todos" los que saludan y le hablan durante el día. De existir una entrega emocional profunda con todos ellos el ciudadano quedaría pulverizado. De manera que la frivolidad, la falta de compromiso y la sordina en nuestros sentimientos pueden resultar una defensa eficaz. Sólo que la vida empieza a parecerse a una siesta aburrida y deja de ser la fiesta estimulante que puede ser.

El sida es una enfermedad que destruye el sistema inmunológico y con él, destruye la identidad corporal: no se reconoce al amigo, no se reconoce al enemigo. Todo es igual, como ocurrió en el mito de Penélope y su tejido.

¿Sabes quién viene a cenar?

Apenas se corrió la voz sobre la partida de Ulises a la guerra de Troya, en donde nadie sobrevivía, todos lo consideraron muerto. Quedaba su supuesta futura viuda, la bella Penélope, su hijo, el pequeño Telémaco y, sobre todo, grandes riquezas para quien lograra seducirla. Para el castillo partieron los pretendientes. Uno tras otro llegaron 129 para hacerle la corte. Penélope se encontraba indecisa, no sabía qué hacer y en lugar de enviarlos a sus respectivas casas les prometió que al terminar la tela que tejía iba a elegir a uno de entre todos ellos. Ella estaba tejiendo una mortaja para Laertes, el anciano padre de Ulises. Como se ve, Penélope no era lo que hoy llamaríamos "el alma de la fiesta". Se encontraba presa de la melancolía. Lo que todos desconocían era que cada noche Penélope destejía la trama que había labrado durante el día, haciendo de este modo un trabajo hacia el infinito. Cada mañana se concentraba en el regalo para Laertes. Para ella el presente era una mortaja, un sudario interminable a través del cual se refugiaba en el pasado, en sus horas felices y tranquilas junto a Ulises o se instalaba en el futuro, preguntándose qué le tenía reservado el destino. Iba tejiendo una trama en la que el pasado y el futuro no daban lugar a que tomara las decisiones del presente.

Pasado un tiempo los sirvientes del castillo le advirtieron a la reina de Ítaca que los jóvenes pretendientes, un tanto aburridos de la espera, estaban cometiendo desmanes: mataban los bueyes, rompían los muebles, etcétera. Pero Penélope no quería enfrentar la situación ni enemistarse con ninguno. Por lo que continuó tratándolos a todos de la misma manera, como atrapada en su propia indiferencia. Se mostraba tibia con quienes destruían su propia morada. No quería ver, no quería oír. Estaba tan distraída que caminaba como una sonámbula, hablaba con frases hechas, cambiaba su voz para que nadie descubriera su insensibilidad, vestía lo que le indicaban, comía lo que le ofrecían. Penélope se había convertido, sin querer, en una mujer del siglo XXI.

Sin embargo, según pasaban los días, la situación empeoraba. Una noche los jóvenes violentos y perturbados por el alcohol entraron a los aposentos de Penélope y, allí, descubrieron cómo la reina destejía prolijamente lo que "tramaba" durante el día. Entonces, enardecidos, los 129 jóvenes poseyeron a Penélope. Pero ella no se quejó ni reaccionó, pues todo le daba igual y no podía saber qué estaba bien ni qué estaba mal. No podía distinguir al enemigo, por lo que continuó tratando a todos con la misma superficial cordialidad.

De aquella noche, dicen, nació Pan. Un niño con patas de cabra, obsesionado por el sexo, sumamente atractivo, con un encanto masculino irresistible, hiperactivo, violador y bisexual, que se apoderaba de ninfas y mancebos por igual.

Así pasaron veinte años desde la partida de Ulises. Una tarde, los 129 jóvenes, que ya no lo eran tanto, conminaron a Penélope para que les diera la respuesta final. Ésta, aún incapacitada para decidir, consintió en casarse con aquel que blandiera el arco de su marido e hiciera pasar la flecha por doce segures. Luego de establecer las reglas se encerró en sus aposentos y pidió hablar con un pordiosero que había aparecido en el palacio y que, tal vez, se dijo Penélope, tuviera alguna noticia de Ulises. El harapiento se presentó ante la reina y ésta lo interrogó con toda la indiferencia que se había apoderado de su corazón en esos años. Su insensibilidad le impidió mirar la profundidad de los ojos del hombre, percibir su aroma, observar sus gestos. En fin, le impidió descubrir que debajo de los trapos que lo cubrían, de los surcos que el tiempo había horadado en su piel, de su cabello blanco y ralo y de la voz cascada, Ulises estaba frente a ella. Penélope lo despidió sin reconocerlo y esperó a solas al hombre que lograra superar la prueba que, ella sabía, sólo su marido podía cumplir.

Sin embargo, tan ausente estaba, que ni siquiera cuando supo que el harapiento había ganado la contienda y asesinado a cada uno de los pretendientes creyó en su identidad. Volvió a mirarlo y a escuchar su voz, pero aún no fue capaz de reconocer a su amigo. Ulises decidió narrarle lo que sólo él podía saber. Así le contó que en el medio del patio había crecido un olivo de hojas alargadas y tronco robusto como una columna. En torno de éste él había labrado las paredes de su cuarto y lo había techado cuidadosamente. Luego, había cortado el ramaje del árbol, lo había enderezado y lo había convertido en el pie de su cama. A continuación había adornado el lecho con oro, plata y marfil y había extendido en su parte interior unas correas de piel de buey teñidas de púrpura. Recién al escucharlo Penélope cayó de rodillas ante Ulises, el marido y compañero que durante tantos años había esperado y cuya ausencia la había sumido en su indiferencia. Dicen que la diosa Atenea alargó aquella noche para que los esposos pudieran volver a unirse después de tantos años. Eurínome, la sirvienta, los condujo con una antorcha en la mano hasta el lecho nupcial, para que Penélope comenzara a recuperar algunas de las certezas perdidas.

El aparato defensivo de nuestro cuerpo es asombrosamente complejo, sutil y efectivo. Dado el caso de que un virus logre trasponer las barreras que se le ofrecen a la altura de la nariz, de la piel o del estómago y se introduzca en el organismo alojándose en una célula para reproducirse, se produce una señal de alarma. Las células que patrullan permanentemente el cuerpo advierten la presencia de un invasor y avisan a los ganglios más cercanos para que envíen, con urgencia, las células de identificación. Éstas, al llegar, se mimetizan con el intruso y revisan en los archivos si su identidad está registrada y también cuál es la manera de combatirlo. Los archivos duran muchos años, como las vacunas. En caso de que la información esté presente, sale el ejército de anticuerpos que destruye al virus y, a continuación, aparecen unas células barredoras que limpian el área de los restos de la batalla que han quedado allí. Además, también se trata de incinerar al invasor, mediante altas temperaturas, o de aislarlo, con barreras que se construyen con células inflamadas. El aparato de defensa libra esa lucha con mucho esfuerzo, por eso hay que dejarlo trabajar en paz, sin cargarlo con otras tareas complejas como pueden ser digerir una comida pesada, una ingesta inadecuada de alcohol o un trabajo físico extenuante que le quite energías para su batalla específica. No sólo eso: nuestro cuerpo se encuentra en un equilibrio inestable permanente, puesto que hay gérmenes, bacterias, enfermedades, hongos, etcétera, que se mantienen dormidos gracias a la contención de las defensas propias. Por este motivo, cuando las defensas bajan a causa de un dolor, un duelo, una tristeza o una melancolía, pueden despertarse esas dolencias internas sin que se presente un agente externo.

En la Introducción, vimos al pasar que Claude Bernard[2] sostenía que los virus no eran lo importante en una enfermedad, sino que lo fundamental lo constituía el campo fértil que se les ofrecía para desarrollarse. En su momento el descubridor de los virus, Luis Pasteur, se opuso tenazmente a esa teoría. Como el modelo de Pasteur, de "virus que penetra y enferma", de "causa visible y efecto constatable" encajaba perfectamente en la visión mecanicista del universo sostenida a fin del siglo XIX y principio del XX, éste tomó un gran auge. Sin embargo, cuentan que en su agonía, Pasteur dijo entre sus últimas palabras: "Bernard tenía razón. El campo es todo"[3].

Para reconocer lo ajeno hay que conocer muy bien lo propio. Volvemos al "Conócete a ti mismo".

"El sistema inmunológico no es la única forma de defender o crear una identidad, pero es el modo en que nosotros, los vertebrados, lo hemos hecho" (Varela). El sistema inmunológico no es más que un medio para facilitar la constante comunicación intercelular, para profundizar el conocimiento mutuo entre él y el cuerpo.

El timo es una glándula chata que se encuentra en el pecho. Más de la mitad de las células de la inmunidad son transportadas por la sangre hasta el timo. Esta glándula es el sitio donde se generan hormonas poderosas que transforman a las células recién nacidas en maduras "células T" (de timo).

---

2 Claude Bernard fue el descubridor del equilibrio del cuerpo que permite, por ejemplo, que la temperatura del mismo sea de 37° C tanto en el Ecuador como en el Polo, propiedad a la que denominó homeostasis.
3 Seguramente agregó: "¡Qué rabia me da!".

La palabra "timo" viene del griego y significa "emoción" y da origen a palabras como temor, timidez, intimar, intimidad, timorato.

Los sabios yoguis siempre tuvieron muy en cuenta esta glándula a la que atribuían la eterna juventud, la longevidad y la buena salud. Se supone que la misión secreta de los colgantes y collares era la estimulación de esta zona.

Durante la infancia el timo tiene su mayor tamaño. Disminuye a partir de la pubertad. Como en el recién nacido es grande, ya que lo necesita más que un adulto, antes se pensaba que era peligroso y que el bebé podía morir asfixiado. Esta equivocación, junto a la suposición de que el timo era inútil, hizo que los médicos de la década del '50 recomendaran bombardear esa glándula con radiaciones. Los resultados fueron funestos.

PRÁCTICA

◆ De pie. Las piernas, separadas; las rodillas; flojas;
◆ eleve la mano derecha hacia adelante, a la altura de los hombros;
◆ lleve la palma hacia arriba;
◆ deje las caderas lo más firmes posible;
◆ gire hacia la derecha lentamente y observe hasta dónde llega su brazo;
◆ regrese con lentitud;
◆ repita el movimiento con la mano izquierda;
◆ deje ambos brazos a los costados del cuerpo;
◆ quédese quieto. Cierre los ojos. Visualice como si estuviera viendo una película: "veo" que elevo la mano y el brazo derechos, que voy hacia atrás igual que antes, pero mi columna está mucho más flexible, más blanda, más relajada y "veo" que mi cuerpo gira mucho más que antes, como si al estar muy relajada mi columna, mi cuerpo pudiera rotar mucho más que antes;

◆ realice la misma visualización con la mano y el brazo izquierdos;

◆ abra los ojos;

◆ repita el ejercicio inicial y compruebe que "mágicamente" su cuerpo gira mucho más que antes.

SIRENA

◆ Inclínese hacia adelante, con las rodillas flojas;

◆ inicie el canto del sonido "AAAH...." en un tono bajo;

◆ al incorporarse con lentitud, pase a tonos paulatinamente más agudos. El sonido es similar al de una sirena;

◆ afloje y relájese;

◆ repita unas 5 veces.

◆ Sentado o de pie. Golpetee con las yemas de los dedos la zona del pecho en medio de las tetillas (un poco más arriba del esternón);

◆ hágalo unos minutos;

◆ descanse;

◆ afloje la mandíbula. Sin gritar, con mucho aire, cante suavemente la sílaba YAM, con la "m" muy nasalizada y manteniendo la boca muy abierta;

◆ ponga las palmas de las manos en el pecho y sienta cómo vibra. Si no vibra es porque hay tensiones. Relájese y deje que el sonido salga sin forzarlo.

Nacemos con un repertorio de enfermedades "posibles"; lo ideal es vivir una larga vida sin que se despierten. Para ello, contamos con el sistema inmunológico que las mantiene dormidas, trabajando permanentemente para defendernos. El virus del sida destruye el sistema y éste ya no reconoce al enemigo, no detecta cuándo un virus intruso puede ser peligroso. En otros casos puede ocurrir que tampoco reconozca al amigo y ataque un tejido propio (como ocurre con la fiebre reumatoidea o el lupus, por ejemplo). También puede suceder que un agente inocente, como el polen de las flores, sea considerado un enemigo y se desate una batalla innecesaria para combatirlo (es el caso de las alergias).

PRÁCTICA

◆ De pie. Lleve sus manos en posición "mudra de oración";

◆ apoye los nudillos de los pulgares en el hueco que hay en el medio del pecho a la altura de las tetillas;

◆ estimule ese punto suavemente con movimientos circulares muy pequeños (a veces puede ser doloroso);

◆ cuando sienta un alivio, imagine que de su pecho emana luz, que su corazón es un manantial de amor y luz;

◆ avance el brazo derecho hacia adelante y vuelva la mano con la palma hacia arriba. Piense que está derramando esa luz y que la da al mundo;

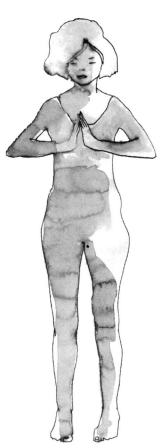

◆ siempre con el brazo extendido, gire hacia atrás a la derecha, creando un círculo mágico de luz;

◆ regrese adelante y vuelva al mudra de oración;

◆ repita todo con la mano izquierda.

◆ Al regresar a la posición inicial, lleve sus manos tal como están a la frente, donde sienta que está el tercer ojo;

◆ estimule la zona suavemente. A veces también es un punto doloroso;

◆ lleve las manos a triángulo y elévelas al cielo;

◆ regrese a la frente, al mudra de oración;

◆ vuelva al pecho y suavemente coloque las palmas hacia abajo, una encima de la otra. Lleve las manos hacia la tierra y finalmente hacia los costados del cuerpo.

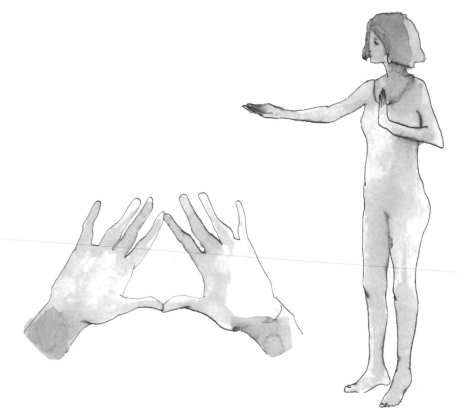

Temor de la cólera

En una de sus guerras, Alí derribó a un hombre y se arrodilló sobre su pecho para decapitarlo. El hombre le escupió la cara. Alí se incorporó y lo dejó. Cuando le preguntaron por qué había hecho eso, respondió:

—Me escupió en la cara y temí matarlo estando yo enojado. Sólo quiero matar a mis enemigos estando puro ante Dios.

Ah'med el Qalyubi, Nanadir

GESTO DE FELICIDAD

- ◆ Cruce las manos detrás de la nuca;
- ◆ lleve los codos hacia adelante como si quisieran juntarse;
- ◆ con un pequeño impulso llévelos atrás junto con la cabeza;
- ◆ sonría;
- ◆ repítalo 5 veces.

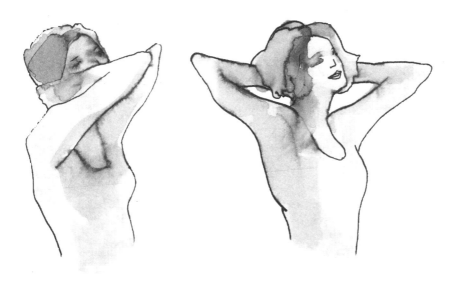

El sonido de la risa es muy estimulante:

◆ De pie o sentado. Cante la sílaba "JA", 5 veces; la "JE", 5 veces; la "JI", otras 5, la "JO", también 5; la "JU", 5 veces.
◆ Luego, ríase de verdad.

La alexitimia (a=sin; lexi=logos=palabra; timia=timo=emoción) es la imposibilidad de poner en palabras los sentimientos. Sin embargo, aunque no se las pueda expresar en palabras, las emociones, a veces, hablan a través de la enfermedad.

◆ Sentado, con los ojos cerrados, concéntrese en la zona del pecho;
◆ evoque una persona, un bebé, un animal, una situación que lo impulse a sonreír. Tómese su tiempo. La sonrisa debe nacer de "adentro";
◆ cuando llegue la sonrisa sienta la energía (como un cosquilleo) en torno a los labios;
◆ envíe esa energía a su corazón;
◆ a continuación, imagine que su corazón le sonríe a usted, como si cada célula le estuviera sonriendo;
◆ al terminar, respire hondo.

◆ De pie, coloque las manos en los riñones y afloje las rodillas;
◆ arquéese, llevando también la cabeza hacia atrás;
◆ abra los labios, relaje los párpados y los hombros;
◆ inspire y exhale cantando suavemente la letra "a";
◆ vaya a la contra postura, inclinándose hacia adelante;
◆ descanse.

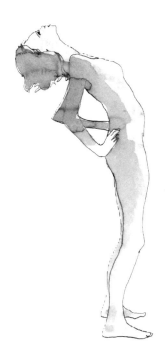
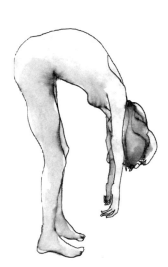

Si al llevar la cabeza hacia atrás le duelen las cervicales, haga el trabajo de la siguiente manera:

◆ Recuéstese con las piernas juntas, las rodillas dobladas y los brazos extendidos hacia atrás;

◆ eleve la pelvis hasta formar una tabla inclinada;

◆ inhale y exhale cantando suavemente la letra "a";

◆ vuelva a tierra;

◆ repita 5 veces.

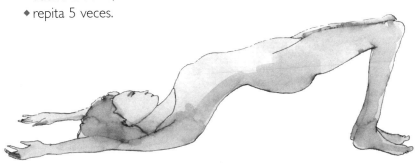

VENTAJAS

Estos trabajos refuerzan la conexión mente-cuerpo, vigorizan el sistema inmunitario y producen una profunda paz mental y un estado de ánimo optimista. No existen las enfermedades, sino los enfermos, de manera que lo que le hace bien a alguien no significa necesariamente que le haga bien a todos. Sin embargo, estos trabajos han demostrado ser muy eficaces a lo largo del tiempo.

CAPÍTULO 9

El jardín de los cerebros que se trifurcan

En un período de pocos meses habían muerto mis dos mejores amigos. Uno había sido como un hijo. El otro, como un padre. Uno había muerto de un infarto. El otro, de cáncer. Me sentía triste y deprimido. Fue entonces que Jerónimo y Rubén, otros dos amigos, me sugirieron que fuéramos al monasterio trapense para meditar.

Realizamos el único trámite necesario: escribir al hospedero, que en ese tiempo era Leandro (un monje sabio y gaucho nacido en Azul), pidiendo ser aceptados como huéspedes. La invitación era por cuatro días y no se pagaba nada. Dentro de la orden la figura del huésped es muy importante:

"Recíbanse a todos los huéspedes que llegan como Cristo pues Él mismo ha de decir: huésped fui y me recibieron. Salid a su encuentro con la más solícita caridad. Oren primero juntos y dense luego la paz. No den este beso de paz antes de la oración sino después de ella, a causa de las ilusiones diabólicas. O bien inclinen la cabeza o postren todo el cuerpo en tierra adorando en ellos a Cristo, que es a quien reciben", *Orden de San Benito*.

Así partimos hacia la localidad de Pablo Acosta, a unos 50 kilómetros de Azul. Recuerdo que el auto se deslizaba silenciosamente por caminos curvos entre las colinas. Mientras escuchábamos cantos gregorianos, mi imaginación desbordaba. ¿Cómo sería el monasterio? ¿Y cómo serían aquellos seres capaces de hacer votos de castidad, pobreza, obediencia y ¡de silencio!? Aunque yo sabía que el nombre "trapense" derivaba de su lugar de origen en Francia (Trappe), no podía evitar que trapense me sonara a trapos, que trapos me sonara a andrajos y que andrajos sonara a pobreza, a penitencia, a mortificación. ¿Podría compartir aquella clase de vida aunque sólo fuera por cuatro días? ¿Toleraría el silencio? ¿No me desesperaría? Mis interrogantes eran muchos, y mis fantasías aún más, tal vez porque en América se conoce poco de la vida monástica, que tiene apenas un siglo de antigüedad.

Era verano. Innumerables pájaros cantaban y volaban felices. Me preguntarán cómo se detecta la felicidad de un pájaro: repito, mi expectativa generaba una imaginación desbordante. Después de atravesar un bosque de eucaliptus, campos sembrados y corrales para vacas y terneros, divisamos el monasterio: el templo, la capilla, los dormitorios, el refectorio, la biblioteca y un poco separados, los talleres. Cuando llegamos, el hermano Leandro salió a recibirnos y nos condujo a nuestros cuartos individuales. Por entonces, los huéspedes vivían prácticamente con los monjes. Se comía en el refectorio con ellos y se podía transitar por la galería de arcos (el claustro) que rodeaba un maravilloso jardín Zen: un gran cuadrado con pedregullo rastrillado de manera que se dibujan unas figuras geométricas alrededor de una roca, algunos arbustos y un farol japonés de piedra. Estos jardines son una metáfora espacial, que evoca el vacío al que tiene que aspirar la mente según el budismo. Los budistas meditan contemplando este tipo de jardines, muy despojados, que comunican una gran serenidad. La presencia de este jardín Zen hablaba de la pluralidad, de la tolerancia y de la aceptación de la orden. En el monasterio vivían veinte monjes, que también morirían allí, pues el compromiso también se establece con el lugar.

Poco después de instalarnos, a las cinco y media, nos encontramos con el hermano Leandro en el templo. Hacía calor. Al abrirse las inmensas puertas un soplo de frescura nos renovó. La iglesia era enorme. Todo espacio, sin adornos, ni figuras a los costados, ni altares menores. Una estructura sencilla de madera sostenía el techo. Los materiales a la vista no tenían ningún disfraz ni decoración innecesaria. Una franqueza total. El altar era tan solo una piedra del lugar sabia y rústicamente desbastada. El candelabro de hierro negro era recto y sin los arabescos acostumbrados. Arriba, sostenida por sutiles tensores, una cruz de madera. Detrás, la única manifestación de color, un vitral muy delgado y muy alto que representaba a la Virgen y al Niño: Nuestra Señora de los Ángeles. Lo demás era obra de la luz, que atravesaba los vidrios verdosos de las ventanas. Atardecía. El sol se ponía a nuestras espaldas y sus rayos penetraban por la roseta que estaba arriba de la entrada.

Era un lugar mágico, que estimulaba mis fantasías góticas sobre la vida monástica.

Una vez que llegaron los veinte monjes, el hermano Leandro nos dio unos libros y cantamos con ellos gregoriano en castellano, durante quince minutos. Entonces comencé a observarlos: caras serenas, concentradas en el ritmo sereno del cántico. Sereno, pero implacable, como una gota de agua que suavemente va horadando una roca.

Fuimos a cenar. En silencio. Las mesas estaban organizadas perimetralmente en el refectorio cuadrado. Todos nos sentábamos dando la espalda a las paredes, formando una "U". El abad comía allí como un monje más. Nos servíamos la comida de las mesitas que había en el centro: fideos, ensaladas, frutas, flan, yogur, pan casero, agua, vino tinto y blanco.

En verdad, mi plan de pasar un fin de semana tipo *El nombre de la rosa* se iba deshaciendo. No veía ni la mortificación ni el sufrimiento que había supuesto. En cambio, respiraba paz. Continuaba observándolos. Registraba datos inútiles como: qué comían, que bebían, cuántas veces se servían, cómo caminaban, quiénes tomaban vino.

A las siete de la tarde salí a caminar por el bosque. Aún era de día. Los monjes, el abad incluido, limpiaban la cocina.

A las ocho y media nos reunimos a cantar en la iglesia, para encomendarnos a los ángeles de la noche y dormir en paz. Sin embargo no fuimos escuchados porque esa noche una furiosa tormenta de verano parecía que iba a arrancar de raíz al monasterio. Rayos y centellas no hicieron más que avivar mi mente novelesca y todavía pegada al mundo de la gran ciudad.

Por la mañana me levanté a las cinco para el rosario que recitaba el hermano Pablo en la capilla al lado del templo. A pesar de que estaba en el país desde muchos años atrás no había perdido su acento norteamericano que hacía que, con su bella y cavernosa voz, el Ave María se convirtiera en el mantra que en realidad es. Mecidos por esa música la ventana detrás de la imagen de la Virgen se fue iluminando y anunciando el día. El tono siempre idéntico del rosario me fue produciendo un efecto agradable. Mi corazón comenzó a latir más acompasado y me serené.

Poco a poco fui entrando en el ritmo del monasterio. Los monjes se encontraban cinco o seis veces por día para rezar cantando.

Las campanadas eran como una agenda ancestral que indicaba la terminación de un trabajo y el comienzo de otro. Esta estructura les permitía hacer muchas cosas durante el día. A ese ritmo diario se le sumaba el ritmo anual, que al igual que las estaciones marcaban distintos momentos, como los movimientos de una sinfonía: el adagio de Cuaresma, el allegro de Pentecostés. Ese ritmo constituye, para mí, el "núcleo" de la vida monástica:

Lecturas, iglesia, cánticos.
Almuerzo, iglesia, cánticos.
Charla, iglesia, cánticos.
Cena, iglesia, cánticos.
Tareas, iglesia, cánticos.

Poco a poco, "mis mentes" dejaron de dialogar, aumentó mi concentración respecto de lo que estaba haciendo: cuando comía, comía; cuando dormía, dormía. Sin darme cuenta empezaba a vivir de un modo diferente y nuevo. Observaba lo que ocurría alrededor con mucha mayor atención, pero sin proponérmelo. Tenía una percepción más nítida, más clara de todo lo que pasaba y a la vez muy consciente de mí mismo, pero de una manera modesta. Difícil explicarlo. En verdad, sólo logré tener una idea de lo que me sucedía cuando conecté ritmo con reptil.

LOS TRES CEREBROS

Al envejecer el ser humano pierde sus ilusiones. Se da cuenta de que la vida tiene un punto final y de que lo que deseaba lograr no lo logró. Esto siempre es así porque el deseo es inagotable y jamás se satisface. Sólo mediante un gran esfuerzo las personas pueden convencerse de que han obtenido logros importantes, han recibido premios y reconocimientos, pero dentro de su alma hay una insatisfacción que muchas veces parece no tener razones. De las ilusiones que se pierden, la más importante es que creíamos que éramos eternos. Si no hubiésemos tenido esa ilusión no hubiéramos hecho la mitad de lo que hicimos, ni hubiéramos sufrido la mitad de lo que sufrimos. Es el desencanto propio de la madurez. La Naturaleza, muy sabiamente, en la juventud nos hermana con los animales, que no saben que van a morir, que carecen del sentido de finitud y que, por lo tanto, no se angustian frente al paso del tiempo. Por supuesto que todos sabemos que la vida termina, pero hay un momento en que ese conocimiento cobra una nueva dimensión, como si además de percibirlo con la inteligencia lo percibiéramos con el corazón. Esta nueva dimensión transforma: "Todos vamos a morir" en "Yo voy a morir".

"Un turista fue a visitar a un famoso rabino. Al ver que vivía en una habitación sencilla con sólo una mesa, una silla y un montón de libros, se sorprendió y le preguntó:

—Rabino, ¿dónde están los muebles?

—¿Dónde están los tuyos? —replicó el Rabí.

—¿Mis muebles? —dijo el turista, que no salía de su asombro. Yo estoy de paso.

—Yo también —le respondió el rabino."

Darnos cuenta de que estamos de paso produce efectos muy claros: lo primero que se atina a hacer es volver el tiempo atrás. Así un hombre maduro hace una nueva pareja con una mujer más joven, con quien tiene nuevos hijos, sin advertir que su ex esposa también atraviesa la misma crisis y busca una renovación. Separarse, tener hijos, operarse las arrugas, adelgazar, cambiar el color del pelo... todos son recursos inútiles porque antes o después la realidad se presenta con toda su fuerza. Y la depresión o la tristeza vuelven a reinar. Anselm Grün, en *La mitad de la vida como tarea espiritual*, habla de esto y ofrece un camino de solución: la búsqueda del alma. Poniéndose en contacto con su alma el ser humano trasciende este umbral doloroso y encuentra una paz reconfortante y novedosa.

El *I Ching* dice también que los seres humanos, al darnos cuenta de la temporalidad de TODO, encaramos la solución de dos maneras: o aturdiéndonos en actividades juveniles o sumiéndonos en una gran tristeza. Este libro de sabiduría también ofrece un tercer camino: trabajar con ahínco sobre uno mismo. Pero, ¿qué es trabajar sobre uno mismo? Trabajar en ser mejor persona, más sabio, más generoso, más inteligente, más amoroso. Es decir, ser todo aquello que uno logra al conocerse cabalmente a sí mismo. Como pedía el Oráculo de Delfos o, como diría Grün, llegar a esa profundidad en donde se aloja el alma y percibirla.

"Cuentan que un día una mujer llegó a las puertas del Cielo. Ante su llamado, los ángeles le hicieron sólo una pregunta:

¿Soshana, por qué no fuiste Soshana? Sin esperar la respuesta de la mujer, las puertas del Cielo se cerraron."

Trasladando la idea del "alma" a elementos más materiales y concretos, tal vez pueda ayudarnos, a los agnósticos y materialistas occidentales, la idea de los distintos cerebros que se han ido construyendo a lo largo del tiempo.

En Trelew hay un museo paleontológico muy atractivo en el que se presenta a los dinosaurios reconstruidos en su habitat (la Patagonia de hace millones de años). Uno en especial me causó gracia. Su diseñador quiso que se irguiera y, para ello, le hizo unas manos muy cortitas, que no llegaban ni a la boca y por lo tanto no le servían siquiera para comer. Para equilibrarlo, le hizo una clavícula enorme, que se adelantaba exageradamente. El resultado era cómico. Pero yo reflexioné: así debe haber sido en la evolución. Como si a partir de la prueba y el error se fuera perfeccionando la obra, y el escultor fuera arreglando, aquí y allá, lo que no funcionaba. "El cerebro humano resulta ser la máquina más compleja imaginable o inimaginable, pero no fue diseñada de antemano. Es el producto de reparaciones evolutivas, en las que se han ido acumulando muchos y pequeños cambios a través de larguísimos períodos de tiempo" (Le Doux). En el curso de millones de años de evolución el cerebro ha crecido de abajo hacia arriba.

Existe una parte primitiva compartida por todas las especies: el tronco cerebral o cerebro reptil. A partir de allí surgieron los centros emocionales, que corresponden al sistema límbico, también llamado cerebro medio o cerebro olfativo. Millones de años después en la historia de la evolución, a partir de este cerebro medio, evolucionó el cerebro pensante, neocorteza o corteza cerebral. En esta zona se encuentra la capacidad de aprendizaje, de habla y de lectura. Allí reside también el pensamiento analítico, el orden secuencial y la percepción del tiempo. Las actividades creativas e imaginativas, el reconocimiento de los rostros y la visualización se encuentran en esta zona. Podemos llamarlo el cerebro pensante y tiene dos hemisferios: el izquierdo y el derecho.

El cerebro izquierdo examina lo que ven tus ojos.
Te enseña a leer y a contar.
Te ayuda a estructurar el día.
Si no tuvieras el cerebro izquierdo, no podrías decir
Que el derecho pinta cuadros,
Que el cerebro derecho ama los cuentos,
Que el cerebro derecho practica escrituras
Y que el cerebro derecho sueña con la Gloria.
El cerebro derecho intuye las cosas en su totalidad.
Sintetiza, integra, cree en el alma.
El cerebro derecho visualiza modelos muy extraños.

Si no tuvieras un cerebro derecho, nunca cambiarías.
Y el reloj del cerebro izquierdo observa.
El cerebro izquierdo ama el orden.
El cerebro izquierdo odia las manchas y
El cerebro izquierdo marca los límites.
Cerebro izquierdo, cerebro derecho, que tu cabeza se junte.
Cerebro izquierdo, cerebro derecho, que tu cabeza se junte,
Que tu cabeza se junte.

Este es un fragmento de una canción de la Dra. Jean Houston, en la que se puntualiza la labor imaginativa o real, fantasiosa o concreta de la corteza cerebral consciente. Tiene ochenta millones de años (la corteza, no la doctora) y mediante ella nos comunicamos simbólicamente.[1]

Setenta millones de años antes se había formado el cerebro que llamamos límbico, medio o emocional. Este cerebro influye en gran medida sobre la memoria. Su aparición marcó el comienzo de la cooperación social. También se lo llamó cerebro olfativo o rinencéfalo, porque tiene una conexión directa con el olfato y con las respuestas de origen olfativo. Desempeña un papel muy importante en el aprendizaje y la vida emocional. Esta zona no registra palabras, pero en cambio registra estados de ánimo: capta el llanto y el sollozo, capta la risa y la carcajada, la canción de cuna susurrada, los ronroneos que se le hacen a un gatito o los sonidos del éxtasis. Hay una comprensión intuitiva de lo que yace por debajo del lenguaje cognitivo. Se puede estimular este cerebro medio cantando con la boca cerrada (*boca chiusa*) cualquier canción, lo que resulta un ejercicio muy estimulante.

---

1 La emoción que produjo el descubrimiento de los dos hemisferios provocó una gran cantidad de investigaciones y de literatura sobre ellos, que eclipsaron un poco la posibilidad de la lectura vertical de los tres cerebros.

Antes aún, cien millones de años antes, los primeros animales que anduvieron sobre la tierra tenían solamente un tronco encefálico muy parecido al nuestro. Por eso se lo llama cerebro reptil, un cerebro primitivo muy arcaico que no piensa ni siente, a tal punto que los ofidios pueden llegar a comerse su propia cría. Se ocupa de las actividades corporales automáticas y constantes como la circulación, la respiración y la digestión. También es el centro de mando del sistema propioceptivo. Regula el tragar, vomitar, toser y estornudar y está directamente unido a la función del dormir. Este cerebro no piensa ni aprende pero asegura la supervivencia. Aquí el universo se divide en: comestible o tóxico; posibilidad de aparearse sexualmente o no; enemigo o posible presa. De manera que este control central indica si se debe: morder o escupir, huir o acercarse. Este cerebro que tiene doscientos ochenta millones de años no entiende ningún lenguaje, no conoce idiomas, no capta conceptos. Lo único que lo comunica con el propio cuerpo, con el resto del cerebro y con el universo es el *ritmo*.

Sólo a través del ritmo podemos atravesar el espeso bosque de los juicios, los prejuicios, los símbolos, los signos, las rabias, la codicia, el apego, y llegar a un estado de comunicación con el Universo, de consubstanciación con todo lo que nos rodea, a un conocimiento que no conoce palabras. Es decir, recuperar el Paraíso.

La salud mental mejora muchísimo cuando se enseña a la gente a liberarse de su cárcel de símbolos y recuerdos. Este entrenamiento se produce en la conciencia del nivel no verbal. Cuando alguien dice árbol existe una imagen de árbol. O al menos existía. ¿Cómo era esa imagen original? Cuando miramos un árbol, ¿qué percibimos? ¿Cómo hacer para ser nosotros árboles? De la misma manera que en el camino Zen del tiro del arco, el maestro pide que uno no piense ni mire, sino que uno sea el arco, que uno sea la flecha, que uno sea el blanco.

El blanco invisible

Un día que el Maestro Kenzo Awa explicaba que el Arte del tiro con arco consiste en dejar partir la flecha sin intención de triunfar, en tirar sin apuntar, su discípulo europeo Herrigel no pudo impedirse decir:

—En este caso, ¿usted sería capaz de tirar con los ojos vendados?

El Maestro posó largamente su mirada sobre él... antes de darle una cita para esa misma noche.

Ya había oscurecido cuando Herrigel fue introducido en el dojo. El Maestro Awa le invitó primero a un chano yu, una ceremonia de té que él mismo ejecutó. Sin decir una palabra, el anciano Maestro preparó cuidadosamente el té, lo sirvió con una infinita delicadeza. Cada uno de sus gestos se desenvolvía con la precisión y la belleza que sólo una gran concentración puede dar. Los dos hombres guardaron silencio para saborear cada instante de este armonioso ritual. Un instante de eternidad, como dicen los japoneses.

El Maestro atravesó a continuación el dojo, seguido de su visitante, para situarse frente al recinto en el que se encontraban los blancos, a sesenta metros de allí. El recinto de los blancos apenas estaba iluminado, sus contornos casi no se divisaban. Siguiendo las instrucciones del Maestro, Herrigel fijó allí un blanco sin encender la luz. A su vuelta, vio que el anciano arquero estaba preparado para la ceremonia del tiro con arco. Después de haber saludado en dirección al blanco invisible, el Maestro se deslizó como si resbalara sobre el suelo. Sus movimientos se sucedían con la lentitud y la fluidez del humo que evoluciona suavemente en el viento. Los brazos se levantaron, después bajaron. El arco se tensó tranquilamente hasta que la flecha partió bruscamente, hundiéndose en la oscuridad. El Maestro permaneció inmóvil, con los brazos suspendidos, como si acompañara la flecha hacia su destino desconocido, como si el tiro continuara en otro plano. Después, de nuevo, el arco y la flecha danzaron en sus manos. La segunda flecha zumbó a su vez y fue tragada por la noche.

Herrigel se precipitó a alumbrar el recinto, impaciente por ver dónde se habían clavado las flechas. La primera estaba en el corazón del blanco. La segunda estaba justo al lado, ligeramente desviada por la primera a la que había tocado y arrancado varios centímetros de bambú.

Al volver con el blanco, Herrigel felicitó al Maestro por su proeza. Pero éste replicó:

—El mérito no me pertenece. Esto ha sucedido porque he dejado que "algo" actúe en mí. Es este "algo" lo que ha permitido que las flechas se sirvan del arco para unirse al blanco.

"En el antiguo lenguaje de los místicos hay un mundo traducido a palabras, configurado con ideas, percibido a través de unas puertas embarradas que es preciso lavar" (Blake). "Es el mundo del hombre inferior" (Eckhart). "Un mundo tedioso, sin emociones que impulsa al hombre a ser adicto a la TV, al juego, al alcohol, a las agitaciones políticas, a cualquier cosa que 'le ofrezca emociones'. Es un mundo de personas que creen que la vida es charla" (Huxley). Nuestra educación no es más que un entrenamiento en el nivel verbal. Y hay un mundo sobrenatural, el Cielo (Traherne), el Paraíso, que es el mundo interior, en donde no hay convencionalismos, modas, ni prejuicios.

Cuando nos estamos formando en el vientre de nuestras madres, después del Big Bang del choque del espermatozoide y el óvulo, que estalla en una energía descomunal capaz de ir construyendo este organismo tan complejo y tan perfecto, el feto atraviesa todas las etapas de la Creación: es mineral, vegetal, pez, anfibio, batracio, pájaro, mono, humano. Y también atraviesa las etapas de su construcción: primero es el cerebro reptil, a éste luego se le suma el cerebro medio y por último, la corteza cerebral. "Ninguna parte del cerebro tiene secretos para ninguna de las demás. Cada pensamiento consciente que producen las células se ve influido por innumerables factores que surgen de las profundidades prehistóricas de los orígenes de la humanidad y modificado por los acontecimientos de su largo viaje hasta el momento actual" (Nuland). "El hombre lleva el mundo en su cabeza. La historia de la naturaleza está grabada en su cerebro" (Ralph Waldo Emerson). "Somos los herederos de todas las épocas, desde los orígenes del tiempo" (Tennyson).

Los animales poseen una sabiduría muy grande que nosotros hemos olvidado. La orientación de las golondrinas que puntualmente llegan para la primavera al otro hemisferio es realmente asombrosa; ni qué decir de las palomas mensajeras capaces de recorrer un país entero evitando las tormentas que aparecen a su paso como si dispusieran de los instrumentos sofisticados de un avión moderno. Hay muchas anécdotas de gatos o perros que recorren cientos de kilómetros para reencontrar a sus amos.

Nosotros conservamos aún rastros de esa sabiduría. Konrad Lorenz, premio Nobel investigador de la conducta animal, llegó a afirmar que el perro "civilizó" al hombre enseñándole comportamiento social: el perro es tan evolucionado que ha creado un ritual de saludo para evitar derramar sangre. En efecto, es fácil observar que cuando un perro llega a territorio ajeno ofrece su garganta al "dueño" en señal de sumisión y éste simula morderlo estableciendo así los rangos correspondientes. Lorenz encuentra que el beso deriva de la costumbre de los pájaros de dar de comer boca a boca a sus crías. Y así como conservamos estos recuerdos ancestrales también conservamos de los peces la capacidad de nadar al nacer o de los monos la forma que tienen los bebés de agarrarse sin usar los pulgares. También la risa y la sonrisa, al parecer tan humanas, son el resultado evolutivo del gesto facial de relajamiento con la boca abierta, que en los primates es una señal comunicativa de juego y que refleja ausencia de hostilidad.

Los animales tienen también una gran capacidad para anticipar acontecimientos: en China, gracias al estudio del comportamiento animal han logrado predecir numerosos terremotos en los últimos años.

Los animales tienen comunicación entre ellos, claro está, sin palabras. Una de las formas de comunicación más llamativa es la de las abejas. Cuando una de ellas encuentra alimento (polen) en determinada zona, describe una danza en círculos para las compañeras que la rodean, indicando la dirección y la distancia en que se encuentra. De inmediato, el enjambre sale en línea recta hacia ese lugar. Si bien todas las abejas del mundo nos parecen iguales, ellas reconocen a las que forman parte de la misma colmena, posiblemente por el olor.

El Dr. Arnaldo Rascovsky siempre hacía hincapié en la comunicación que hay entre una mamá y su bebé, naturalmente, sin palabras. Ella sabe cómo se siente, qué le duele, si está inquieto, feliz, contento, etcétera. Esta capacidad, que podríamos llamar telepática, se pierde con el tiempo e incluso cuando se prolonga mucho asusta por igual a la madre y al hijo y, por lo tanto, se la corta.

Muchas veces los investigadores se plantean la pregunta de cómo un gato puede cazar un pajarito con la rapidez, flexibilidad y capacidad de volar que éste tiene. El gato entrecierra los ojos, se relaja, se queda quietecito y, como si se conectara con el cerebro del pájaro, se adelanta a sus movimientos y da el zarpazo. Podemos decir que se pone en el lugar del otro.

Los estudiosos del cerebro y sus funciones han descubierto que el cerebro sabe anticipadamente los movimientos corporales del individuo de manera que con la observación de la masa cerebral preparada a tal efecto, se puede detectar de antemano qué movimiento hará el paciente: si moverá un brazo o un pie.

Este hecho nos aproxima a las artes marciales orientales donde el contendiente más experimentado se adelanta a las reacciones de su adversario, como si además de estar atento al cuerpo y al arma del otro, estuviera conectado con su cerebro donde están los controles musculares. Si esta capacidad se debe a una conexión profunda, diríamos también telepática, no es de extrañar que los luchadores tengan un entrenamiento físico y también mental: una mezcla de disciplina militar y religioso ascetismo.

"Bokuden, gran Maestro de sable, recibió un día la visita de un colega. Con el fin de presentar sus tres hijos a su amigo, y mostrar el nivel que habían alcanzado siguiendo su enseñanza, Bokuden preparó una pequeña estratagema: colocó un jarro sobre el borde de una puerta deslizante de manera que cayera sobre la cabeza de aquel que entrara en la habitación.

Tranquilamente sentado con su amigo, ambos frente a la puerta, Bokuden llamó a su hijo mayor. Cuando éste se encontró delante de la puerta, se detuvo en seco. Después de haberla entreabierto tomó el vaso antes de entrar. Entró, cerró detrás de él, volvió a colocar el jarro sobre el borde de la puerta y saludó a los dos Maestros.

—Este es mi hijo mayor —dijo Bokuden sonriendo—, ya ha alcanzado un buen nivel y va camino de convertirse en Maestro.

A continuación llamó a su segundo hijo. Éste deslizó la puerta y comenzó a entrar. Esquivando por un pelo el jarro que estuvo a punto de caerle sobre el cráneo, consiguió atraparlo al vuelo.

—Este es mi segundo hijo —explicó al invitado—, aún le queda un largo camino que recorrer.

El tercero entró precipitadamente y el jarro le cayó pesadamente sobre el cuello, pero antes de que tocara el suelo, desenvainó su sable y lo partió en dos.

—Y éste —respondió el Maestro— es mi hijo menor. Es la vergüenza de la familia, pero aún es joven."

El "progreso" nos impulsa a resolver todos nuestros problemas y todas nuestras incógnitas empleando el cerebro más nuevo: la corteza cerebral, en detrimento de los otros cerebros. Cuando se acalla la corteza, en la que el lenguaje en los diestros requiere un espacio del hemisferio izquierdo del 87%, por ejemplo, se posibilita ingresar a otras profundidades y conectarnos con todas las posibilidades que traemos al nacer, la riqueza inconmensurable de los tres cerebros.

Hay un cuento jasídico muy bello que dice que cuando nace un bebé un ángel protector le besa la frente para que olvide todo.

Al conectar los tres cerebros es posible "ser" árbol, "ser" animal y ponerse verdaderamente en el lugar del otro. Conocí a un veterinario que le bastaba acariciar el pescuezo de un caballo enfermo para diagnosticar con exactitud qué enfermedad lo aquejaba. Y también conocí a un médico que sentía en su propio cuerpo la dolencia del paciente que tenía adelante y le mandaba a hacer los análisis pertinentes que siempre coincidían con su pálpito. El afirmaba que era simplemente "práctica médica".

Los niños mal alimentados comen tierra o mascan piedras cuando sus cuerpecitos requieren minerales, observó Josué de Castro, premio Nobel, en *Geografía del Hambre*. Los indios del Amazonas se dejan guiar por su cerebro primitivo cuando los pica una serpiente y de esa manera, en la foresta tropical, en medio de innumerables plantas, encuentran la hierba salvadora, antídoto exacto del veneno.

La Dra. Clara Davis, en la década del '20, realizó unos experimentos muy interesantes con niños recién destetados. Tras haber estudiado un grupo de pequeños entre los seis meses y los cuatro años y medio, llegó a la conclusión de que todos podían elegir su propio alimento a la perfección y comer exactamente lo que necesitaban para conservar una óptima salud. Ninguno de los niños a los que se les permitió elegir su comida se volvió obeso.

Los maestros espirituales estimulan a través de trabajos profundos de relajación, concentración e imaginación, las vías de comunicación entre los tres cerebros, logrando modificar los funcionamientos automáticos del cuerpo.

El Dr. Herbert Benson destaca lo que pudieron comprobar, tanto él como Alexandra David-Neel, respecto de la práctica del yoga Tu-mo que practican ciertos monjes budistas tibetanos. "En esta práctica el calor interior generado con fines religiosos provoca efectos demostrables en el organismo. David-Neel describió lo que vio en un día de pleno invierno:

"Los monjes se sientan en el suelo, con las piernas cruzadas y desnudos. Se mojan sábanas en agua helada y cada individuo se envuelve en una y la seca con el calor de su cuerpo. (...) Existen varias pruebas más para determinar la cuantía de calor que es capaz de irradiar el monje. Una de estas pruebas consiste en sentarse en la nieve. La cantidad de nieve que se funde debajo del sujeto y la extensión que se funde a su alrededor se consideran la medida de su capacidad."

Posteriormente Benson pudo contactarse con dichos monjes a través del Dalai Lama y estudiarlos de cerca, midiendo el aumento de su temperatura corporal, así como los cambios de metabolismo. "Lo que estamos descubriendo con estos experimentos es que la práctica de la meditación provoca cambios fisiológicos bastante impresionantes. Estos cambios tienen efectos beneficiosos directos para la salud en la medida en que el estrés pueda causar o empeorar un trastorno. Estos sencillísimos procesos son muy apropiados para el tratamiento de los trastornos relacionados con el estrés y no son, en modo alguno, incompatibles con la medicina moderna" (Benson, *CienciaMente*).

PRÁCTICA

◆ Sentado, sienta la columna vertebral recta, erguida pero no rígida, como si se estirara ligeramente hacia arriba. (Tradicionalmente se dice: visualice su columna vertebral como una flecha a punto de ser disparada). Mantenga los hombros y el rostro relajados;
◆ inhale lentamente;
◆ retenga y lleve su mente a la zona del sacro, en el extremo inferior de la columna vertebral. Sienta que esa zona está caliente y relajada;
◆ exhale sin forzarse. Aflójese. Repita varias veces.

El segundo paso de este ejercicio es una combinación de respiración e imaginación.
◆ Inhale lentamente, imaginando que el calor de la zona del sacro se eleva por dentro de la columna hasta la coronilla;
◆ retenga un instante;
◆ mientras exhala, imagine que ese calor se esparce por todo el cuerpo;
◆ descanse y repita varias veces.

VENTAJA

Este trabajo genera calor y, a la vez, elimina la fatiga, confiere valor y alienta a tomar iniciativas.

Esta capacidad de ponernos en el lugar del otro, de sufrir con el otro, se llama com-pasión, es decir com-padecer el dolor y también la alegría ajena, y es para todas las religiones el máximo logro al cual hay que aspirar.

Esta capacidad de unir los tres cerebros y todos los centros energéticos del cuerpo, se conoce también con el nombre de amor (a=no; mors=separar). Es lo más parecido que hay al perfume de una flor que brota desde lo más profundo de sí misma. Ella lo da generosamente sin discriminación y sin esperar nada a cambio. La verdadera com-pasión sucede cuando se vinculan los tres cerebros. De otra manera es sólo un símbolo de compasión, de la misma manera que la palabra "roble" no es el roble. Los sabios yoguis dicen que se puede ser tan bueno y generoso como la madre Teresa y tan inteligente como Einstein y, sin embargo, estar respondiendo a las exigencias del Ego. El Ego es como un espejo bruñido que puede reflejar absolutamente lo que sea.

Desandar el camino evolutivo significa acallar el cerebro pensante y descender hasta algún nivel preverbal. Primero debemos silenciar la corteza, donde se señorean la palabra y la cultura. Entonces nos sumergimos en el cerebro medio, donde desaparecen las convenciones y los juicios. En ese nivel de silencio ya nos vamos conectando con lo inefable, con lo que no se puede contar, ni decir, ni simbolizar para el simulacro de la comprensión del otro. Nadando en ese silencio emocional trabajamos y permitimos que surja "la palabra" que necesitamos y que el barullo de "tantas palabras" no nos permitía oír. Y luego de acallar "esa palabra" y esas emociones, nos hundimos en el cerebro anterior, el que no conoce códigos ni reglas ni leyes. Si siguiéramos sumergiéndonos, tal vez nos encontraríamos con algo previo a todo cerebro. Imaginemos un océano y un iceberg. Llamemos al océano, espíritu y al iceberg, ser humano. Si el iceberg pudiera adentrarse hasta su interior seguramente encontraría zonas de océano dentro suyo. Es lo que llamamos alma. Es más: percibiría el trozo de océano que hay en cada célula del iceberg. Y si siguiera penetrando dentro de sí, llegaría incluso a percibirse no sólo como agua sino como algo anterior, digamos nube. Y este camino se transita con el Ritmo.

Fue en el monasterio trapense, donde experimenté el aquietamiento del ritmo, entre esos monjes que hacían voto de silencio pero que vivían al compás de la música de la naturaleza. Desde luego, el voto de silencio ya no es completo. Antes del Concilio Vaticano II que modernizó a la Iglesia, los monjes no hablaban nada y hasta se comunicaban por señas, como los mudos. Hoy simplemente tratan de no hablar por hablar. Sólo dicen lo imprescindible. Y tal vez porque aquietan las palabras, porque apagan ese sonido que fragmenta, limita y define, pueden conectarse con el verdadero sonido y encuentran el ritmo en el silencio.

EL SILENCIO

Para muchas personas en el mundo de hoy silencio es igual a encierro. Curiosamente la palabra "enfermo" sugiere la idea de encierro. De esta manera el silencio está emparentado con la enfermedad, con la alienación o con la ausencia. Cuando en una reunión se produce un silencio involuntario, primero hay un desconcierto hasta que se dice que "ha pasado un ángel", se miran los relojes, se toma en cuenta la hora y si alguien no conoce la teoría se le explica. En resumen, se rompe el silencio. "Romper" el silencio como si fuera un objeto, una cosa. O una pared. Romper el encierro, romper la prescindencia de los demás. Todavía existen algunas ideas fantasiosas sobre la vida monástica. Muchos años después de mi primera visita, estaba por volver a la Trapa y una periodista culta me preguntó si se dormía sobre la piedra. Mucha gente cree (como yo anteriormente) que la vida de un monje es una elección dolorosa, de silicios, de pagar culpas propias y ajenas, de exagerado ascetismo. Algo así como "sufra ahora y vaya al Cielo después". Nada de eso. La vida monástica es sumamente placentera si a uno le gusta vivir en comunidad, trabajar, prescindir de los bienes materiales innecesarios, conversar con Dios y ejercitarse en el amor. Si bien es verdad que no practican sexo, también es cierto que no están sometidos a los 16.000 avisos comerciales que una persona absorbe diariamente.

Para los monjes benedictinos el silencio no es un castigo. Por el contrario, es una bendición, una gracia. Porque estando en silencio se puede establecer una comunicación muy profunda basada en el amor. Cuando existe el verdadero amor, el silencio se puebla de presencia, de luz y se convierte en una fuente de vida. "Un monje reconoce a otro por su forma de estar presente en el silencio" —me dijo un día el hermano Antonio. Hoy el silencio es un lujo o un milagro. Nuestros oídos que carecen de párpados que se cierren o de labios que se aprieten, están expuestos a todos los ruidos de nuestra "civilización" y de nuestro "progreso". Zumbidos, gritos, alarmas, sirenas, motores, estruendos. La contaminación auditiva de nuestra época es sencillamente nefasta y va en aumento. A ese barullo exterior se le suman nuestros barullos internos: esos parloteos incesantes e interminables que se producen en la mente y que no nos dejan en paz. Dicen que una rosa cuando se abre produce un sonido similar al de una pieza de Bach. Si queremos oírla debemos, antes que nada, refugiarnos en el silencio. Silencio afuera, silencio adentro y, recién entonces, escuchar. Escuchar es en sí misma una actitud meditativa. Se detienen todos

los pensamientos y la concentración es máxima. Sumergidos en
el silencio, escuchar. Poner toda nuestra atención en la escucha.
Y entonces es posible "oír". En medio del silencio profundo se
pueden oír címbalos, campanas, manantiales, lluvia, flautas.

PRÁCTICA

* Sentado, relájese;
* tápese los oídos con los pulgares, baje los codos para sentirse cómodo;
* cierre los ojos y concéntrese en su respiración hasta encontrar su
propio ritmo.

"La mente, al tornarse insensible a las impresiones externas, se
unifica con el sonido interno como la leche con el agua". Este sonido interno en sánscrito se denomina "nada". Para oírlo hay
que escuchar en medio del silencio y esperar sin pensar. Entonces la gracia, la dicha, el *ananda* de los hindúes se produce y
hasta, como dicen los trapenses, se puede oír la palabra de Jesús. Cuando se oye la propia voz, cuando se oye el auténtico
Verbo, hay que obedecerlo. Desde este punto de vista se entiende por qué oír y obedecer tienen el mismo origen, (oír, *audire*;
obedecer, *ob audire*).

"Las palabras no son nocivas. Es que ya nadie quiere oír más
palabras. En nuestra era mecanicista las palabras han perdido su
sentido verdadero, han adquirido un valor puramente comercial.
Decir 'Dios es amor' es igual que decir 'coma cereales'. Todo se
transmite en la misma longitud de onda; lo único que cambia es,
tal vez, la actitud que se adopta: la gente sabe que cuando se nom-

bra a Dios corresponde mostrar una actitud piadosa, pero no cuando se trata de cereales" (Thomas Merton).

El silencio genuino es el fruto de la madurez e involucra también la noción de dignidad. El silencio verdadero no es aislamiento, sino amor.

PRÁCTICA

◆ Sentado, relájese;

◆ véndese los ojos y preste atención a los sonidos que lo rodean. Establezca planos de distancia entre unos y otros.

◆ Siéntese en el suelo con las piernas cruzadas;

◆ ponga las manos suavemente sobre las rodillas e inhale lentamente;

◆ retenga;

◆ exhale largamente;

◆ ahora usted usará su cuerpo como si fuera un metrónomo musical o el péndulo de un reloj, para medir su respiración y encontrar sus tiempos;

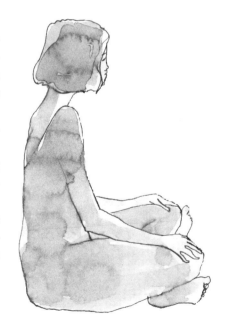

◆ mientras se inclina hacia adelante, inhale;

◆ retenga mientras se incorpora;

◆ al exhalar, inclínese e incorpórese.

◆ Es decir que la exhalación le lleva dos tiempos, lo que la convierte en la parte más importante de la práctica.

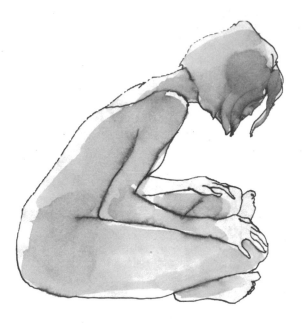

Practique este trabajo lo más largamente que pueda. Entrar en el ritmo produce una paz muy intensa, y realmente pareciera que la mente se funde con el alma. Recordemos que a través del ritmo se calma el Ego y se unen los tres cerebros. Este trabajo puede llevarlo a recuperar el Paraíso. Encierra las virtudes de la verdadera poesía: ritmo, emoción, sentido. Shakespeare empleaba el pentámetro en sus trabajos poéticos porque pensaba que era el ritmo más adecuado para que el actor encontrara el alma del personaje y la transmitiera al público.

- ◆ Salga a estirar las piernas. Respire hondo, profundo pero sutilmente;
- ◆ durante la caminata continúe aspirando el perfume de flores imaginarias, sintiendo cómo el perfume va hacia el cerebro;
- ◆ utilice los brazos para medir la respiración;
- ◆ mientras eleva los brazos hasta la altura de los hombros, inhale;
- ◆ al continuar elevándolos por encima de la cabeza, retenga;
- ◆ al bajar los brazos hasta los costados del cuerpo, exhale.

◆ De pie. Haga equilibrio sobre la pierna izquierda;

◆ doble la pierna derecha hacia la izquierda mientras el brazo izquierdo cruza hacia la derecha;

◆ el brazo derecho equilibra volando hacia arriba. Respire normalmente;

◆ repita de un lado y del otro rítmicamente y continúe como si estuviera bailando. Se trata de imitar la famosa danza del dios Shiva. Practique durante varios minutos y se sentirá tonificado.

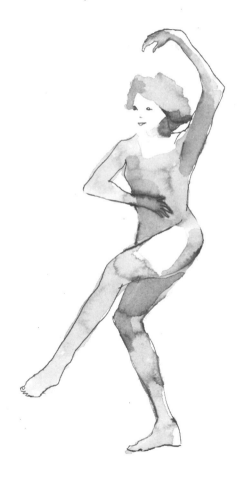

CAPÍTULO 10

Creer o no creer, esa es la cuestión

Hoy estoy convencido. Todo es cuestión de creer. Sólo que no cree quien quiere, sino quien puede.

En Madrás, volvíamos con Mátaji de la Sociedad Teosófica hacia el hotel en nuestros habituales rick-shaw (unas motonetas, con carrocería adecuada para uno o dos pasajeros). Como siempre, el ruido, el barullo, la confusión y el desorden de las grandes ciudades de la India estaba en su apogeo. Bocinas, gritos, motores, caños de escape y siempre alguna vaca sagrada en medio de la calle, impertérrita, sosegada, divina más allá de la transitoriedad del tránsito. Por encima de esos atropellados ruidos empecé a oír un "tam-tam" de tambores y vi, delante de nosotros, algo así como una comparsa del Carnaval de Río de Janeiro; un grupo de personas iba en el mismo sentido que nosotros hacia la playa. El olor de Madrás siempre me ha recordado al de Río: un olor a mar, a humedad, a calor y frutas maduras, por momentos rancias, por momentos dulces.

De pronto, mi ánimo se elevó, como frente a una promesa de baile y diversión.

Bajamos de los rick-shaw y nos sumamos a la algarabía. Sin embargo, en mi interior sentí que algo se hallaba fuera de lugar. Algunas hojas de palmeras, una vela, un estandarte y un carro se impusieron sobre el ritmo y cambiaron el Carnaval de Río en Procesión de Sevilla.

Entonces alcancé a ver que el carro transportaba un cadáver. El muerto era un hombre viejo, con la piel de pergamino y ojos que aún parecían abiertos. Lo llevaban a cremar a orillas del mar.

El carnaval continuaba. ¿Cantaban la muerte?

—¡Oh! Mire, mire, el alma del muerto está allí arriba —me dijo Mátaji—. Mire cómo observa. Qué desesperación siente: no puede comunicarse más con su familia.

Por lo bajo, como si quisiera evitar que la oyeran, agregó:

—El alma tarda unos días en dejar este mundo.

A un costado una mujer joven lloraba disimuladamente. Trataba de impedir que sus lágrimas cayeran, pero su dolor era más fuerte.

—Mire, mire —volvió a decirme Mátaji con toda naturalidad—, eso es lo que más hiere a los muertos: que los lloren. Por qué llorar, sin van a una paz y a una luz como nunca conocieron. Mire, mire...

Yo no veía nada. Sólo veía el carnaval, la procesión y la pobreza más aterradora que haya visto jamás. Sólo veía que quienes empujaban el carro lo hacían con decisión y con dignidad, que quienes cantaban y tocaban los tambores no reían y que el cadáver estaba muerto.

Mátaji, en cambio, volvió a señalar el cielo:

—Mire —me dijo mientras sonreía dulcemente, como saludando a alguien que estuviera encima nuestro.

Yo sólo vi un cielo de verano, en el atardecer.

Hoy sé que, de creer, yo también hubiera visto al hombre entre las nubes.

A veces pienso que quien cree en la reencarnación, reencarnará y quien, como yo, no puede creer, no reencarnará. Desde entonces considero que quien cree en sus vidas pasadas puede sentirse ayudado desde el pasado y quien, como yo, no cree, nada le será dicho desde los tiempos. Barrabás observa a Jesús en la cruz, ocupando su lugar y lo envidia.

Todo es cuestión de creer.

La fe es esa virtud por la que se cree en algo o en alguien sin verlo, sin que haya pruebas de su existencia. La fe es una gracia de Dios. Todos la tenemos, sólo hay que despertarla. No se puede impartir ni enseñar. Es una virtud de orden espiritual que empuja al hombre a vivir. La fe no es conocimiento. La fe es confiar, creer que algo es verdad aunque no se tenga conocimiento de ello.

No existe una persona sin fe. La fe en una fuerza superior, la fe en Dios (no hablo del Dios de tal o cual religión) es inherente al ser humano. Es un impulso muy antiguo. Cuando éramos simples recolectores y cazadores, cuando estirábamos la mano y allí estaba el fruto igual que en el Paraíso, estábamos sencillamente limitados a consumir lo que generosamente existía y eso nos ubicaba en un plano de igualdad con los animales, es decir: con los dos pies en este mundo y sin contemplarnos a nosotros mismos. De hecho, las estatuillas fabricadas durante este período nunca reproducen el rostro humano, no tienen ojos. La armonía en la que el hombre vive consigo mismo y con la naturaleza, hace que el más allá, lo espiritual, no sea un tema para él, como el agua no es un tema para el pez. Borges decía que el *Corán* era un libro árabe porque en él nunca se mencionaba el desierto: Se menciona lo que se añora, lo que se perdió. Es probable que en esa época paradisíaca el humano ni siquiera supiera que el acto sexual procreaba: hasta hace poco existían tribus en las que sus miembros creían que el embarazo de las mujeres dependía de que se metieran o no en el mar. Las hembras parían y tenían hijos sin que existiera la figura del padre. Igual que en la familia animal.

Pero en determinado momento, y a raíz de la observación femenina, se descubre una tecnología que revoluciona la historia de la humanidad: la agricultura. El hombre modifica el medio ambiente, produce, crea, abre sus ojos, pone nombre a las cosas. Maneja el arado. Riega. Sus semillas crecen, dan fruto y mueren. El hombre transforma el mundo, modifica el Universo según su voluntad, según un plan, una intención, un programa. Kühn afirma: "Sólo en ese momento comienza la existencia humana en un sentido intelectual; en ese momento nace el pensamiento del hombre acerca de la fecundidad, acerca del secreto de la vida, del nacimiento y de la muerte". El hombre empieza a reflexionar.

La tribu nómade se asienta, se establece, descansa, se organiza. El hombre ahora es *padre* y quiere tener la seguridad de que sus hijos son suyos: encierra a la mujer física e intelectualmente. Físicamente, en un gineceo o en un harén, donde los únicos hombres que pueden entrar, aparte del padre, son eunucos que, aunque puedan tener relaciones sexuales, no procrean. En Japón y en China a las mujeres se les vendaban fuertemente los pies, con el pretexto estético, para que no pudieran caminar ni pensar demasiado. En Occidente, con posterioridad, aparece el cinturón de castidad, así como la fuerte importancia de la virginidad, como valor excluyente de la hembra. Intelectualmente se aísla a la mujer en el hogar, haciéndola cargo de tareas rutinarias, duras y poco creativas sin socialización (como la limpieza de la casa o la preparación de alimentos) y de la crianza de los niños (mientras éstos son criaturas sin intelecto). El varón no quiere riesgos: le sobran granos y quiere dejárselos a su propia sangre. Se desarrolla entonces la idea de "poder" y de cómo usarlo cotidianamente. (Este poder puede aparecer también en la fuerza del hechicero, del chamán o del sacerdote. Puede tomar la forma de demonios, de antepasados, de difuntos, de monstruos o de dioses.) Durante toda esta época, el grupo social es un cuerpo bien integrado con sus creencias y valores, con su espíritu: el piano y el sonido están integrados. El intérprete que aparece primero es el poseedor de la palabra, del concepto. Tiene la personalidad necesaria para hacerse oír por encima del piano y de su sonido: es el chamán, el jefe, el sacerdote, el general. El mundo mágico de los recolectores se transforma en el mundo mítico. Nace lo abstracto y nace el símbolo. Ahora se toma en cuenta esa fuerza eterna que pertenece a otra realidad superior: la realidad del mundo invisible. La tarea consiste en ponerse en contacto con esa fuerza invisible y llegar a materializarla y, simultáneamente, en refinar la materia hasta llevarla a la esfera del espíritu. Surge entonces el concepto de lo sagrado y se produce la separación del cuerpo y del espíritu. Es decir que volvemos a comer el fruto del árbol del conocimiento del bien y del mal. El espíritu simboliza lo bueno; el cuerpo, lo malo. Esa fragmentación es tan antigua como la misma fe. Porque si no existiera esa fragmentación, ¿para qué serviría la fe? Es el tema del agua para el pez. La fe es el impulso que nos llevará a reintegrar ambos opuestos: cuerpo y alma.

Ocasionalmente, la fe se adormece o se deriva hacia otros caminos. "A veces somos incapaces de tener confianza si nuestros padres nos traicionan abusando de nosotros, si nuestros líderes nos traicionan explotándonos para su propia gratificación o engrandecimiento. Entonces se engendra en nosotros la desconfianza crónica y nos volvemos cínicos " (Richard Holloway).

¿POR QUÉ CREER?

Todos tenemos fe. En el campo de la ciencia, cuando un investigador comienza su trabajo se basa en un cuerpo de conocimientos anteriores en los que él tiene fe, porque provienen de otros investigadores confiables o están avalados por alguna entidad confiable. Tiene fe el enfermo en su médico, o en el remedio que le dan, o en el cirujano que lo atiende. Esa fe es imprescindible para curarse.

A veces el remedio es una simple pastilla de azúcar, un placebo, y sin embargo tiene el poder de ayudar al organismo a que segregue las drogas internas necesarias para la curación. Hasta el color de las píldoras influye en la curación. Investigadores de la Universidad de Alabama encontraron que las píldoras blancas se asocian, generalmente, con los analgésicos; las de color lavanda, a los efectos alucinógenos; las anaranjadas y amarillas, a efectos estimulantes o antidepresivos. Por otra parte, algunos colores parecen no producir ningún efecto: el verde oscuro no es una opción para sugerir alivio de dolor, ni el negro para sugerir estimulación.

La Dra. Achterberg cuenta un caso que ella califica de conmovedor: un hombre se encuentra internado en un hospital para morir y alguien comenta que en ese establecimiento están ensayando un medicamento milagroso llamado *Krebiozen*. El enfermo convence a los investigadores y éstos finalmente lo admiten en el estudio. El informe afirma que de estar al borde de la muerte, sin poder moverse y respirando a duras penas, el paciente pasa a ser un hombre alegre que pasea por el corredor y charla feliz con las enfermeras. En realidad, es el único de los voluntarios que ha experimentado semejante cambio. No sólo deja el hospital sino que vuelve a pilotear su avión particular a 4.000 metros de altitud sin molestias. Luego, la prensa comienza a publicar noticias contradictorias respecto de la eficacia del *Krebiozen*. El hombre pierde la fe en el producto. A los dos meses regresa a su estado inicial. Cuando la Asociación Médica Americana anuncia que el *Krebiozen* es un medicamento inútil, el hombre muere en pocos días.

Se trata del efecto contrario al placebo, el efecto nocebo. Creyéndose en peligro de muerte el cuerpo secreta dosis excesivas de una hor̃ ona ligada al estrés, la noradrenalina o epinefrina, que provoca una serie de reacciones químicas que pueden ocasionar la muerte.

El compositor Joseph Haydn escribió la siguiente anécdota en su diario:

"El 26 de marzo, en el concierto del Sr. B. en Londres había un clérigo inglés que, al escuchar mi andante, cayó en la más honda melancolía porque la noche anterior había soñado que dicho andante anunciaba la muerte. Inmediatamente abandonó nuestra compañía y se acostó. Hoy el Sr. B. me dijo que el clérigo murió".

La fe y la falta de fe son, pues, una combinación de productos químicos que se ponen en circulación dentro nuestro. Qué maravillosa manera de reducir a Dios a neuronas.

El Dr. Benson fue a ver al Decano de la Harvard Divinity School, eminente teólogo, a raíz de la tendencia de algunos fieles de creer que la ciencia atacaba la fe y, por lo tanto, a Dios, reduciéndolo justamente a neuronas. A Benson le preocupaba que sus investigaciones deterioraran las prácticas religiosas. Ante su pedido de consejo, el religioso le dijo: "Joven, no se preocupe por nosotros. La religión y la oración estaban aquí antes que usted, y aquí estarán después que usted. Haga lo suyo, que nosotros haremos lo nuestro".

Los tres monjes

Cuenta Tolstoi que un gran obispo se había embarcado para inspeccionar los conventos de su diócesis cuando llegó a una costa muy lejana. Bajó y se encontró con un convento muy, muy pobre y tres monjes tan ignorantes que ni siquiera sabían el Padre Nuestro. El obispo permaneció allí unos días y les enseñó con paciencia la oración. Al despedirse les recomendó rezarla de forma cotidiana, para bien y salvación de sus almas. Luego, subió al barco y cuando estaba a una milla de distancia, vio algo que lo dejó estupefacto: los tres frailes iban corriendo sobre las aguas. El obispo no podía reaccionar frente al milagro. Al llegar al barco los monjes le dijeron:

—Perdónanos, señor, ¡se nos ha olvidado la oración y ahora quién nos salvará!

El obispo sólo alcanzó a decirles:

—Con lo que saben es suficiente. Sus almas están a salvo. Vuelvan al convento.

Creo que una neurona también contiene a Dios y no es menos asombrosa que... ¿qué? ¿Una pintura de Fra Angélico? ¿Una araucaria gigantesca de los Andes? ¿Un concierto de Mozart? ¿Un gato?

Todo sirve para aproximarnos más a nosotros mismos, porque Dios está dentro nuestro y es allí donde podemos encontrarlo. Si lo logramos, entraremos verdaderamente en contacto con nuestra alma y nos conoceremos a nosotros mismos. La madre Teresa da este consejo: "A través de la oración llegarás al silencio. A través del silencio llegarás al amor. A través del amor llegarás a conocerte a ti mismo. A través de tu autoconocimiento llegarás a la alegría de ayudar a los demás".

PRÁCTICA

◆ De pie, con las rodillas flojas y los brazos al costado del cuerpo, respire normalmente y cierre los ojos:

◆ eleve los brazos muy lentamente. Cuente mentalmente los segundos, treinta segundos para que lleguen a la altura de los hombros. Otros treinta, para que los dorsos de las manos se encuentren por encima de nuestras cabezas. Imagine que sus brazos son las alas de un pájaro maravilloso que se extienden con lentitud, sin prisa

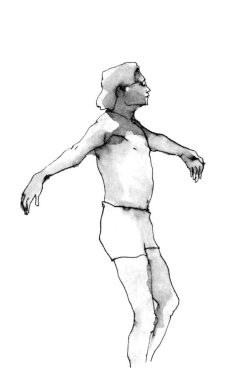
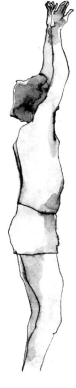

◆ Cuando las manos están por acercarse ocurre un fenómeno muy interesante: se pierde el control de las mismas y no se sabe si están cerca o no. En ese momento a veces se sienten ganas de apurar el movimiento. No lo haga. Siga con un ritmo. Confíe. Sus manos se tocarán y aproveche ese instante breve en que su cerebro se libera de las manos para sentir un gran alivio.

◆ Cuando los dorsos de las manos se encuentran, gírelas enfrentando las palmas. Posiblemente sienta calor entre las manos, como si hubiera entre ellas una bola de energía. Disfrute ese momento;

◆ descienda los brazos lentamente, de modo que le tome otro minuto entero.

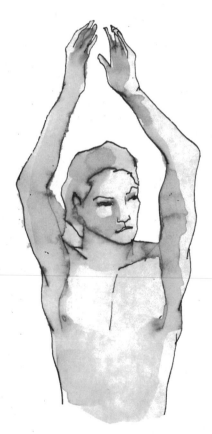

Este es un trabajo que cansa un poco los brazos, así que no lo repita hasta que esté más entrenado.

Los sabios de la antigüedad aseguraban que así como en las comidas hay vitaminas, minerales, agua, hidratos, etcétera, en el aire también hay muchos elementos aparte del oxígeno. Por lo tanto consideraban la respiración como un trabajo alquímico de transformación, siendo el bajo vientre la copa o el tazón en donde se realiza.

CERROJO DE ABAJO

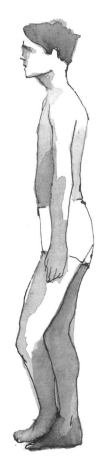

♦ De pie. Cruce una pierna por delante de la otra;

♦ inhale lenta y profundamente;

♦ al retener, apriete suavemente los músculos del ano como si quisiera evitar que la energía sutil del aire se escape por allí. Imagine que, por el contrario, al contraer esos músculos, la energía de abajo, sube;

♦ al exhalar, afloje suavemente. Repita 3 veces con cada pierna.

CERROJO DE ARRIBA

La tradición india cuenta que los dioses dedicaban mucho tiempo a trabajar la respiración a fondo y de esa manera perdían el miedo a la muerte.

◆ Inhale lentamente, sintiendo cómo el diafragma desciende y empuja el abdomen hacia afuera;
◆ al retener, empuje el mentón hacia adentro, como si quisiera evitar que la energía del aire se fugue por la garganta. Imagine que ese gesto empuja un poquito más el aire hacia la zona baja del cuerpo. Durante ese instante enfoque sus ojos en el entrecejo;
◆ luego, exhale y lentamente aflójese.

El trabajo de inmovilizar los ojos y fijarlos en un punto interno hace que la mente detenga su parloteo, "se desmaye" y se junte con el alma produciendo felicidad.

CERROJO DEL MEDIO

◆ Inhale lenta y profundamente;
◆ al retener empuje suavemente los músculos abdominales hacia adentro, como si comprimiera el aire (como ocurre con un neumático que se infla);
◆ exhale lenta y silenciosamente.

El silencio en esta práctica indica que no se excedió en la retención, ni se esforzó, lo que es muy importante. Estos trabajos deben ayudar a sentirse en paz y no en conflicto con uno mismo.

◆ Inhale lentamente y retenga;
◆ realice los tres cerrojos: apriete los músculos del perineo, empuje el

abdomen hacia adentro y baje la barbilla. Imagine que de esta forma concentra todas las energías del aire en el cáliz que hay a tres centímetros por debajo del ombligo;

◆ exhale con delicadeza. Descanse un instante y repita varias veces sin cansarse ni esforzarse.

VENTAJAS

Los maestros afirman que estas respiraciones ayudan a calmar la mente, a destruir la fatiga y a encontrar la felicidad. Los beneficios son muchos, pero nadie lo podrá saber mejor que usted después de practicarlos.

Las ocurrencias

Frecuentábamos en Lyon un bar de cuyos dueños —un matrimonio muy simpático— nos hicimos amigos. Uno de sus empleados, un joven iraní, estaba muy preocupado porque estaba perdiendo su cabello. Tenía unos 25 años y a esa edad quedarse pelado es una verdadera tragedia. En los años que pasé trabajando como ayudante en un consultorio de acupuntura había observado que muchas personas recuperaban el pelo con tratamientos muy precisos en los canales de vejiga urinaria y pericardio. El cabello cae como consecuencia de diferentes motivos, pero sea cual sea la causa, cae porque no llega energía suficiente al cuero cabelludo. Muchos de los que iban al consultorio decían que la calvicie la habían heredado del padre o del abuelo, pero en realidad lo que habían heredado era el obstáculo que impedía que la energía, "chi" para los chinos, fluyera libremente. Entonces, se me ocurrió preguntarle si su padre era pelado, o su abuelo, o tal vez algún tío. El muchacho me contestó:

—No solamente no hay pelados en mi familia, sino que no hay un solo pelado en todo mi pueblo.

La situación era grave. Su vida era muy exigida. Trabajaba el doble de horas para juntar dinero a fin de traer a su familia, y a la vez enviaba dinero a su madre para paliar las necesidades que estaban pasando.

Entonces, se me ocurrió preguntarle, por su condición de musulmán, si en su pueblo rezaban.

—Sí —me respondió—, varias veces al día.

—Y usted, ¿reza?

—No. No tengo tiempo. Después de cumplir mis horas acá tengo otro trabajo.

—Tal vez en su pueblo nadie pierde el pelo porque se dan tiempo para rezar —le sugerí.

El joven me miró como se mira un yogur cuya fecha de vencimiento ha expirado el día anterior: ¿estará bien todavía? ¿Lo tiro? ¿Lo pruebo?

Esto sucedió durante un mes de julio. Para la siguiente Navidad recibí una postal de mis amigos. Al pasar me decían que el iraní había empezado a rezar al ritmo de su pueblo, y que el pelo le había vuelto a crecer.

Entonces pensé varias cosas. La primera fue que el hecho de rezar y dedicar una hora del día para Dios está prescrito incluso en el *Corán* como un modo de restablecer el equilibrio entre el adentro y el afuera, entre uno y los otros, entre lo propio y lo ajeno.

La segunda fue que reunirse a través de un ritual con un grupo familiar distante lo había contenido afectivamente y le había dado mayor tranquilidad y seguridad.

La tercera era haber recuperado la fuerza interna capaz de unir los fragmentos de un ser exiliado, desamparado y cansado, en medio de una sociedad con códigos desconocidos, tratando de adaptarse a un mundo hostil con otros sabores, otros ritmos y otros sonidos. Esa fuerza integradora podemos, también, llamarla fe en Dios. O, se me ocurrió, fe en ese extranjero proveniente también del fin del mundo, aunque del otro lado, que aportaba una curiosa ocurrencia: el rezo como tratamiento capilar.

La conclusión es que para curarse hay que tener fe. Deben tenerla tanto el enfermo como quienes lo rodean. Hubo una curiosa experiencia en un laboratorio donde se separaron dos grupos de ratas, exactamente de iguales condiciones, en jaulas diferentes. A los ayudantes y practicantes se les indicó que las ratas de la jaula 1 habían demostrado ser más inteligentes y diestras que las de la jaula 2. Con esta premisa los practicantes las trataron creyendo en su condición y, al cabo de la experiencia, las ratas de la jaula 1 demostraron una superioridad manifiesta respecto de las de la jaula 2. Es decir, que la confianza de quienes las manejaban les permitió poner en evidencia toda su capacidad, mientras que las otras, a pesar de ser iguales, no alcanzaron los mismos resultados.

PRÁCTICA

Visite algún sitio que considere sagrado: un templo, un parque, un río, y en ese lugar siéntese cómodamente. Relájese. Déjese invadir por la frescura del entorno, por los sonidos, por los aromas, por las imágenes que aparecen. Cierre los ojos. Entonces recuerde un episodio tierno: un bebé riendo, un cachorro jugando, algo que le inspire una sonrisa. Sonría suavemente. Sienta la energía de la sonrisa alrededor de su boca (si no la siente no se preocupe, es cuestión de practicar más). Lleve esa energía a su corazón. Imagine que todas las células de su corazón le sonríen. Si desea, recorra otras partes de su cuerpo sintiendo esa sensación agradable.

CAPÍTULO 11

Despertares

Al comenzar este libro me propuse escribir sobre las técnicas corporales sencillas que ayudan a vivir más íntegramente. La salud ya no me preocupa como antes. Estuve enfermo, afortunadamente me curé, pero no fui más feliz. Incluso con la buena salud perdí el centro de mi entretenimiento que, por años, fue mi enfermedad. Entonces decidí trabajar sobre "ser feliz". Y descubrí que la felicidad era otra coartada como la del millón de dólares. Son cosas que decimos como generalidades para salir del apuro que nos provoca la pregunta: "¿qué es lo que realmente quiero, lo que realmente deseo? "Felicidad". "Dinero". ¡Generalidades muy vagas! Hoy pienso que lo que debemos alcanzar es el autoconocimiento. Saber quiénes somos. Desde la antigüedad la pregunta básica que se han formulado los sabios ha sido: ¿Quién soy?

La respuesta es muy amplia. Nosotros, los occidentales, podemos empezar diciendo nuestro nombre, edad, estatura, profesión, nacionalidad, religión, estado civil. Podemos agregar que somos los poseedores de tales inmuebles, tales riquezas, bibliotecas, diplomas, tarjetas de crédito, etcétera. Una vez que terminamos con todos estos datos útiles para movernos en nuestro mundo cotidiano, la pregunta admite más respuestas. También nuestra identidad puede ser formulada desde la historia personal, la familia, los afectos, los gustos o disgustos, los sabores que nos han acompañado toda la vida, los paisajes en que nos criamos, la contención de nuestros amigos, la comunicación. Hay un ejercicio muy interesante que se hace de a dos. Uno de los participantes, reloj en mano, cada quince segundos le pregunta al otro "¿quién sos?", durante cinco minutos. El que responde agota enseguida la zona más exterior de la identidad y luego entra en un campo donde salen a la superficie detalles muy escondidos de lo que nuestra corteza cerebral, ya un poco cansada, considera que también somos nosotros.

Hay circunstancias en las que los datos con que nos fabricamos nuestra "identidad" se desmoronan. Volvemos al Oráculo de Delfos en cuyo frontispicio se aconsejaba: "Conócete a ti mismo". Esa frase se leía *antes* de entrar, lo que era correcto. Si realmente uno se conoce a sí mismo no necesita de ningún oráculo. Porque el conocimiento genuino de uno mismo está en la integración del cuerpo y del espíritu, y éste lo sabe todo. A veces sabemos mucho, pero no podemos traducirlo en palabras. Pero sabemos. Como los bebés que se desesperan por hablar, por contar todo lo que saben pero no conocen el instrumento del lenguaje. Claro que los bebés en el agua saben nadar instantáneamente. ¿Observaron alguna vez la torpeza de un adulto aprendiendo a nadar? ¿Qué sucedió? Sucedió la pérdida de la libertad y el advenimiento del lenguaje. Creemos que sabemos algo cuando podemos contarlo o escribirlo, como en los exámenes. Así nos volvemos terriblemente convencionales. Sin embargo, no hay nada en el universo que no esté dentro nuestro. No hay herramientas que no estén implícitas en nuestras manos. Podemos martillar, cortar, aplanar, separar, trafilar, transportar, recoger con nuestras manos. No hay computadora que no sea una versión modesta de nuestro cerebro. No hay comunicación posible que no esté contenida en nuestro cuerpo. Y tampoco hay novela, idiomas, ideas, cuentos, películas que no estén en nuestros genes. No hay música que no conozcamos ni hazaña en la que no hayamos participado. Por eso, la mejor definición de maestro: aquel que nos ayuda a recordar lo que ya sabemos. Maestro es quien nos ayuda a desligarnos de todas las capas de condicionamiento que al igual que una cebolla, asfixian la semilla en su núcleo. Es el que nos orienta para que encontremos el sonido de nuestra propia voz, para que de esa manera no necesitemos máscaras. ¿Quién soy yo? Soy lo que queda después de un naufragio.

Recuerdo que hace muchos años viajé solo a conocer Bulgaria. En Sofía me hice de una amiga, Anastasia. Hablábamos sobre los nombres y su significado, pero ni ella ni yo sabíamos qué significaba "Anastasia". Un día fuimos a pasear por un lugar en la montaña donde había un monasterio. En el camino pasamos por debajo de una arcada, en cuyo frente había escrita una frase que Anastasia me tradujo: "Un hombre sólo madura cuando viaja solo". Cuando llegó el momento nos despedimos y yo partí para Estambul. El mismo día que llegué fui con un grupo a conocer los lugares históricos y en uno de ellos vi un mosaico, con una inscripción que decía "Anastasia". Le pregunté a la guía por ese fresco y me contó que se trataba de una santa que había muerto y resucitado y que de allí venía la palabra "anestesia". En ese momento pensé en mi amiga de Sofía. Hoy creo que el mensaje me estaba dirigido: estaba viviendo anestesiado.

La palabra "Buda" quiere decir *despierto*. La sabiduría de Siddharta Gautama, el Buda, describió al mundo como una ilusión, un sueño en el que todos estamos dormidos y la única realidad se alcanza si despertamos. Despertar es curarse, ser generosos, amar, no sobredimensionar nuestro Ego, vivir cada momento y morir, para revivir con el nuevo momento, ser libres. Despertar es, en definitiva, ser uno mismo, ser íntegro. Cuando una persona siente una emoción auténtica, su cerebro y su cuerpo se enlazan en una interacción muy fuerte, se integran. En cambio si hace "como si" sintiera esa emoción, solamente se movilizan las estructuras cerebrales; el cuerpo queda ajeno, aparte, como algo lejano que no participa. Hay una desintegración. Hay una fragmentación. El piano es imprescindible para que el sonido viva. ¿Cómo hacer para desligarnos de todas "las capas de cebolla" que son nuestros datos de identidad? ¿Vale la pena?

Estábamos con Mátaji en Madrás, al sur de la India. Es una ciudad maravillosa junto al mar. Habían pasado un par de meses desde que había dejado mi casa. Y me habían sucedido tantas cosas que me parecía que hacía años que estaba viajando. Lugares, costumbres, gustos tan diferentes me habían sorprendido. Había descubierto cosas graciosas como los eructos en la mesa del mejor restaurante en señal de aprobación del menú. Había transgredido los consejos de no beber agua de la canilla cada vez que había llegado a alguna casa y había tomado el vaso de agua con que tradicionalmente se agasaja a los visitantes. Me había acostumbrado a tomar el agua de los cocos que vendían en la calle y que descabezaban con un sable. En ese primer viaje no había descubierto ninguna comida que me gustara. Llegué a alimentarme a pan y castañas de cajú que compraba enlatadas. Hasta los simples huevos de gallina tenían otro sabor. Todo era tan diferente: la alegría, el baile, los tambores con que celebraban la muerte de alguien, las vacas vagabundeando por las calles y provocando miles de problemas con el tránsito, las cabras comiéndose los afiches de las paredes, la ropa de las mujeres, llamada "saris" o la de los hombres, "dottis" (faldas que se ajustan a la cintura).

Siempre que salía a la calle vivía algún sobresalto porque se circula por la izquierda y yo miraba el lado equivocado antes de cruzar. Los chicos en los potreros o en la calle jugaban criquet y no al fútbol como nosotros.

Poco a poco todas estas diferencias me iban alejando de las convenciones con que yo podía definirme ante la pregunta: ¿quién soy?

A esa altura, hasta había cambiado mi concepto respecto de la limosna. En Occidente no está bien vista, es un acto que conlleva cierta humillación. En la India, en cambio, pedir y dar limosna no sólo está bien y es natural, sino que se hace con alegría. Cada mañana, al salir del hotel, cambiaba billetes por moneditas y las daba apenas me las pedían. A su vez ellos me entregaban modestas guirnaldas, alguna estampa de Krishna o una simple ramita. La música, el idioma, el baño, todo era diferente. El papel higiénico se reemplazaba por un balde de agua y la mano izquierda. La derecha se reservaba mucho, pues se usaba para comer. No empleaban cubiertos para el arroz y a la salida de los restaurantes había piletas para lavarse los dedos. Nada de esto me molestaba. Al contrario, me agradaba. Pero algo me sucedía.

Un día nos invitaron al palacio de verano de un maharajá. Era un hombre riquísimo, dueño de minas de uranio y manganeso. Éste envió a buscarnos al aeropuerto a su chofer en un Mercedes Benz gris claro. Cuando entramos al salón mi desazón fue enorme. Mis expectativas se vinieron abajo: los muebles eran de caña, muy bajos, las paredes, altas, lisas y peladas. Parecía un salón vacío. Pensé que a nosotros nos impresionaba la decoración a la inglesa: el chesterfield, la madera, las telas en los sillones, las cortinas. Pero ese gusto no se evidenciaba en aquel lugar que tanto tiempo había sido colonia inglesa. Me sirvieron un café. Lo preparaban como en Guatemala, en una olla, bien fuerte y bien negro; lo servían en una tacita y lo calentaban agregándole leche hirviendo. No era feo, pero no era lo mismo.

En las calles parecía que hasta las seis de la mañana no había nadie y, de repente, millones y millones de seres comenzaban a pulular, como hormigas. A las siete de la tarde era como si se los hubiera tragado la tierra. No quedaba nadie. Pero ya a esa hora había que ir por el medio de la calle, porque las veredas habían sido usadas como excusados. El olor de la ciudad era único: fruta madura, orines, mar. Pero juro que nada de esto me molestó nunca. Al contrario, simplemente observaba.

Un día en la ciudad de Trichi estuvimos con un Maestro o un swami, como les dicen allá, llamado Premananda. Él iba vestido a la usanza india: llevaba sólo un dotti y un simple chal al cuello, con el torso desnudo. Al retirarnos me dio la mano y materializó en la mía un puñado de cenizas, como una bendición. Al día siguiente fuimos al hospital a ver a niños internados y el swami graciosamente (¡sin arte de magia!) materializó caramelos para las criaturas. Ya nada me asombraba. Sólo que a veces me asaltaban ideas extrañas. Por ejemplo, una tarde íbamos apretujados en una especie de camioneta en medio del campo cuando casi sufrimos un accidente. Entonces pensé: si me muero aquí, ¿quién lo sabría? Y a continuación: si muero aquí, ¿qué diferencia habría entre que alguien lo supiera o no? Otra vez, afeitándome frente al espejo desgastado del baño me di cuenta de que ése era el único momento en que me miraba y me dije "me afeito para mí", para ese extraño que era yo, porque no me interesaba agradarle a nadie. Me sentaba en un banco en la calle y alrededor mío me parecía tener a los 800 millones que entonces eran los indios. Hablaban esa lengua indescifrable, tocaban bocina, reían y reían. Creo que ya había perdido las referencias de mi historia personal, yo ya no era más yo. Curiosamente, empecé a darme cuenta de lo cómodo que me sentía, de la hermosa sonrisa que tenían los indios, de la vivacidad de sus ojos negros y de que ya nada me aburría.

Otra mañana salí del hotel y como siempre arreglé con un conductor de rick-shaw por todo el día, puesto que queríamos ir a un museo, a almorzar y luego de compras. El muchacho era tan pobre que andaba descalzo, con su dotti y una camisa que le quedaba muy grande. Nos indicó su rick-shaw y mientras nos instalábamos escuché que hablaba con su compañero al que le ofrecía la mitad del dinero del viaje si lo acompañaba. Me llamó poderosamente la atención cómo alguien tan pobre compartía el resultado de su único trabajo del día, pero luego, al verlos reír y gritarles piropos a las chicas que pasaban me di cuenta de que esa felicidad compartida bien valía la pena. Ese día fuimos primero a la feria del libro de Madrás. Luego del almuerzo, durante las compras no podía creer que hubiera perdido hasta mis hábitos consumistas: ¡no encontraba absolutamente nada para comprar! Sólo una enorme alfombra blanca, con dibujos celestes. Después regresamos al hotel. Le pagué al muchacho con cambio y vi que le daba a su compañero la mitad de su ganancia. Al día siguiente, me desperté a la madrugada temblando de fiebre. Temí que fuera malaria. Fui a una clínica donde un médico anciano junto a su hijo me atendió concienzudamente. Me hicieron los análisis y por suerte no tenía nada grave. No me quisieron cobrar, por ser yo de un país tan lejano. Una vez más la calidez y la generosidad de la India me daba un abrazo cariñoso. Volví al hotel y decidí regresar a Buenos Aires. Regalé toda la ropa que traía a los mozos del hotel y aligeré mi equipaje. Es una forma de decir, porque me quedaba la enorme alfombra blanca que no sabía cómo transportar, hasta que di con un bolso alargado en el que, doblándola en dos, la alfombra cabía perfectamente. Más tarde me arrepentí de haberla comprado pues al llegar al aeropuerto de Los Ángeles los oficiales de la aduana no terminaban de interrogarme. Casi no tenía nada en mis valijas, excepto unos sahumerios que revisaban una y otra vez, algunos libros que abrían y cerraban y la alfombra, que miraban asombrados. Cuando finalmente salí del aeropuerto comprendí su intriga: en las vidrieras se exhibían alfombras como la que yo había comprado pero mucho más baratas. Creo que esa compra la hice en un intento de reafirmar mi identidad perdida.

Cuando regresé a Buenos Aires todavía me sentía débil, por la intensa fiebre que me había asaltado durante las últimas madrugadas en Madrás. Eso me llevó a dormir y dormir. Cuando me recuperé, revisé mi diario de viaje. Creí volverme loco. ¿Cómo había entendido lo que conversaban el muchacho y su compañero? No hablaban en inglés, ni siquiera en hindi, sino en un curioso dialecto que yo nunca había estudiado ni aprendido. Le pregunté a distintos maestros, que me dieron diversas explicaciones. La que más me gustó, porque tenía sentido común, era la siguiente:

Al despojarme de mis condicionamientos, al perder mis prótesis simbólicas en el naufragio, al llegar a la esencia de mí mismo, me abrí al mundo y nada me fue ajeno, ni siquiera ese idioma que hablaban los muchachos. En ese momento, creo, pude volver a integrar mis tres cerebros y, por lo tanto, ser verdaderamente "yo". Como un niño que escucha el lenguaje, lo reconoce y lo habla espontáneamente, de la misma manera yo había comprendido a los indios. Al perder toda referencia social y personal, al encontrarme en un sitio donde yo ya no era nada de lo que me definía (nombre, profesión, idioma, nacionalidad, etc.) había vuelto a ese estado de primera inocencia, donde el mundo y uno mismo aún están por nombrarse y definirse, donde todavía no existen la fragmentación ni las divisiones. Entonces, despojado de todo el bagaje de la "cultura", un lenguaje desconocido se había transformado en algo cercano y comprensible. Había recuperado el Paraíso.

Estoy agradecido de haber vivido esa experiencia límite que me enseñó que, al no estar fragmentado por las convenciones, se puede sentir la emoción de vincularse al mundo.

Desde entonces he seguido aprendiendo más y más y he llegado a la conclusión de que:

Para bien vivir
hay que cantar, bailar y reír
y todos los días,
por un ratito, morir.

Cantar, para asegurar una buena respiración; reír, para que nuestro cuerpo produzca endorfinas; bailar, para lubricar las articulaciones y estirar los músculos; y todos los días morir, relajarnos profundamente para que la energía vital circule por sus canales fluidamente, con libertad. Así de simple.

Bibliografía sucinta

Benson, Herbert, *Curados por la fe*, Norma, Santafé de Bogotá, 1996.

Campbell, Don G., *The roar of silence*, Theosophical Publishing House Wheaton, Illinois, 1989.

Csikszentmihalyi, M., *Fluir* (Flow), Kairós, Barcelona, 1997.

Chiozza, Luis, *Por qué enfermamos*, Alianza, Buenos Aires, 1986.

Chiozza, Luis, *Psicoanálisis de los trastornos hepáticos*, Edición del CIMP, Buenos Aires, 1984.

Damasio, A. R., *El error de Descartes*, Andrés Bello, Santiago de Chile, 1997.

Darma Singh Kahlsa, *Rejuvenece tu cerebro*, Urano, Barcelona, 1998.

Dethlefsen, T. y Dahlke, R., *La enfermedad como camino*, Plaza y Janés, Santafé de Bogotá, 1993.

El Dalai Lama, Goleman, D., Benson, H., Thurman, R. A. F., Gardner, H. E., *CienciaMente*, José J. de Olañeta Editor, Palma de Mallorca, 1998.

Gazzaniga, M, *El pasado de la mente*, Andrés Bello, Santiago de Chile, 1999.

Goleman, D., *La salud emocional*, Kairós, Barcelona, 1997.

Goleman,D., *La inteligencia emocional*, Javier Vergara, Buenos Aires, 1996.

Gordon Childe, V., *Sociedad y conocimiento*, Ediciones Galatea Nueva Visión, 1958.

Jáuregui, J. A., *Cerebro y emociones*, Maeva Ediciones, Madrid, 1999.

Kühn, Herbert, *Los primeros pasos de la humanidad*, Fabril, Buenos Aires, 1962.

Lowen, Alexander, *Narcisismo*, Editorial Pax, México, 1987.

Merton, Thomas, *Los manantiales de la contemplación*, Sudamericana, Buenos Aries, 1993.

Motura, Giraldo, N., *Aprende a curarte*, Edición del autor, Paraná, 1991.

Nuland, S. B., *La sabiduría del cuerpo*, Norma, Santafé de Bogotá, 1997.

Ornstein, Robert, *La evolución de la conciencia*, Emecé, Barcelona, 1994.

Percivale, Andrés, *Manual de Yoga contemporáneo*, Ameghino, Rosario, 1997.

Selye, Hans, *La tensión en la vida (El stress)*, Fabril, Buenos Aires, 1960.

Tomatis, Alfred, *The conscious ear*, Station Hill Press, New York, 1991.

Tulku, Tarthang, *Gesto de equilibrio*, Planeta, 1988.

Zehentbauer, Josef, *Drogas endógenas*, Ediciones Obelisco, Barcelona, 1995.

Para contactarse con el autor dirigirse a:

YOGA CONTEMPORÁNEO

Av. Santa Fe 1877 3° "N"
Buenos Aires   4812-4091